Inhalt

Ein Wort zuvor 5

Die Bedeutung der Heilkräuter-Essenzen 6

Was sind Heilkräuter-Essenzen? 8

Die Essenz – »Botschaft« der Pflanze 8
Die Essenz – ihr hormonähnlicher Charakter 9

Wie wirken Heilkräuter-Essenzen? 10

Wir riechen mit dem Gehirn 10
Männliche und weibliche Hormone – »Bausteine« unseres Lebens 12
Männliche und weibliche Essenzen 12

Die Heilkräuter-Essenz-Therapie 14

Der Mensch – eine nach innen gestülpte Pflanze 14
Wurzel und Unterleib 14
Die Nahrungsaufnahme 16 • Wachstum und Regeneration 16 • Die Lagerung überschüssiger Nährstoffe 16 • Die Fortpflanzung 17
So wirken Wurzelöle 17
Blatt – Oberkörper 18
Die Atmung 18 • Die Zuckerbildung 18 • Der Säfte-Kreislauf 19 • Die Regeneration und Ausscheidung 19
So wirken Blattöle 20
Blüte und Kopf 21
Die geistige Anregung 21 • Das Ziel des Wachstums 22
So wirken Blütenöle 22
Wirkungsbeziehungen der Essenzen (Tabelle) 23
Die Übertragung gleicher Kräfte 24

Wissenswertes für die Praxis 25

Wie werden Heilkräuter-Essenzen gewonnen? 25
Wieviele Pflanzen werden zur Gewinnung einer Essenz benötigt? 25
Die Wasserdampf-Destillation 25
Das Aquarom 26
Die praktische Anwendung der Heilkräuter-Essenzen 27
Wichtige Hinweise 27

Fertig-Präparate 28
Äußerliche Anwendung 28 • Innerliche Anwendung 29
Präparate zum Selbstmischen 30
Verschiedene Essenzen in einem Präparat 31
So finden Sie »Ihre« Essenz 32
Vertrauen Sie dem Duft 32 • Wenn »Ihnen etwas fehlt« 32 • Der meditative Weg 33 • »Ihr« Wurzelöl 34 • »Ihr« Blattöl 34 • »Ihr« Blütenöl 34 • Zur Stärkung männlicher oder weiblicher Eigenschaften 34

Die Blüten-Essenzen 36

Zitronenschalen-Essenz 36
Orangenschalen-Essenz 39

Die Blatt-Essenzen 44

Kiefernadel-Essenz 44
Eukalyptus-Essenz 47
Lemongras-Essenz 51
Pfefferminz-Essenz 55
Rosmarin-Essenz 60
Lavendel-Essenz 64
Thymian-Essenz 68
Salbei-Essenz 72

Die Wurzel-Essenzen 77

Sandelholz-Essenz 77
Vetiverwurzel-Essenz 80
Indische Narden-Essenz 84

Ausblick 89

Meditation auf die Essenzen 91

Derma-Color-Therapie 93

Wie wirkt die Heilkräuter-Essenz-Therapie in der Hautpflege? 102

Farblicht geht unter die Haut 107

Zum Nachschlagen 109

Lexikon 109
Bücher, die weiterhelfen 110
Adressen, die weiterhelfen 110
Sachregister 112

Ein Wort zuvor

»Kämpfe nicht gegen die Krankheit – stärke die Gesundheit!«

Haben Sie sich schon einmal gefragt, wieso ein bestimmter Duft Sie in eine überaus angenehme Verfassung bringen kann? Dies gründet in einem »Geheimnis« der Pflanzen: Die Pflanze ist, um es mit einem Wort zu sagen, ganz. Sie verkörpert in ihrer Daseinsform und Lebensweise eine Ganzheit, die die elementaren Gegensätze des Lebens in sich vereint: Licht und Materie, Geist und Stofflichkeit, Himmel und Erde. Die Ganzheit des Menschen, die aus seinem bewußten Geist, seiner fühlenden Seele in seinem »organisierten« Leib besteht, ist die Grundlage seines Lebens. Vernachlässigt der Mensch auch nur eine dieser drei Seinsebenen, kommt es zu Störungen der Harmonie. Es stellen sich Beschwerden oder Erkrankungen ein, die durch eine ganzheitliche Lebensweise geheilt werden können. Denn nur wenn der Mensch ganz ist, ist er auch gesund.
Was Ganzheitlichkeit bedeutet, lebt uns die Pflanze in dem Vorgang der Photosynthese, der Verbindung von Licht und Materie, nicht nur vor, sondern sie liefert uns auch »ganzheitliche Heilmittel« – die ätherischen Öle oder Heilkräuter-Essenzen. Diese aus der Photosynthese entstehenden Heilsubstanzen können genau diese Verbindung von Licht und Materie oder von Geist und Körper in uns anregen, weil sie auch auf diesem Weg in der Pflanze entstanden sind.
Die Bemühung um eine bewußte »Nachfolge« der Pflanze, die zu einer »Photosynthese« im Menschen oder zu einer ganzheitlichen Therapie führt, trägt ihren Lohn in sich selbst: Persönliches Wohlbefinden läßt Sie Tatkraft und Lebensfreude empfinden und in Ihre Umwelt ausstrahlen.
In diesem GU Ratgeber finden Sie alles Wissenswerte, um mit Hilfe der Heilkräuter-Essenzen selbst zu einem ganzheitlichen, erfüllten Leben zu finden. Ich möchte Sie in diesem Sinne auffordern, mit der Anwendung dieser herrlich duftenden Essenzen sogleich bei sich selbst zu beginnen, da ich weiß, daß sie »essentiell« zur Verwirklichung Ihrer ganzheitlichen Gesundheit beitragen.

Die Bedeutung der Heilkräuter-Essenzen

Das Kostbarste, was eine Pflanze uns zu bieten hat, ist das Konzentrat ihres ganzen Wesens, ihrer »Seele« – ihre Essenz (lat. esse = sein) oder ätherisches Öl.
Als pflanzliche ätherische Öle gehören die Heilkräuter-Essenzen zu den ältesten Heil- und Pflegemitteln der Menschheit. Spuren ihrer Anwendung in Kult und Medizin lassen sich in allen alten Hochkulturen der Erde finden.
Im römischen Reich spielten die ätherischen Öle eine wichtige Rolle im täglichen Leben. Aus überlieferten Schriftwerken, durch das Studium von Fresken und ausgegrabener Gegenstände wissen wir, daß die Römer ihre Wäsche mit Lavendelöl parfümierten, Wunden mit Thymianöl heilten und sich mit Rosmarinöl erfrischten.
Auch die Griechen liebten ätherische Öle, wenngleich sie ihnen eine eher geistige Bedeutung zukommen ließen: Sie waren davon überzeugt, daß allein die Götter solche herrlichen Düfte geschaffen haben konnten; so mußte auch der reichliche Gebrauch dieser Öle – so dachten die Griechen nicht zu Unrecht – eine Brücke zu den Göttern herstellen können, damit sie die Menschen mit ihren Heil, Schutz und Schönheit spendenden Kräften segneten.
In dieser Vorstellung der Griechen finden sich noch Spuren einer viel älteren Vorstellung vom Wesen der Essenzen: Daß nämlich in den ätherischen Ölen geheimnisvolle Kräfte wirken. Die Öle galten daher einst als heilig; ihr Besitz und ihre Verwendung waren allein den Priestern, Eingeweihten und Königen vorbehalten: Sie dienten ihnen zur geistigen Erhöhung und sollten eine Verbindung zum Göttlichen herstellen.
So sahen die alten israelitischen Könige in der Anwendung ätherischer Öle einen Weg zu Gott. Sie ließen sich mit Indischem Nardenöl, Myrrhe und Weihrauch salben; dies zeichnete sie als Gesandte Gottes aus und verlieh ihnen Gesundheit und geistige Macht. Bei großen wie kleinen Opferfeierlichkeiten gehörten Essenzen, die in Schalen und Becken erwärmt wurden, zum Ritual: Mit dem Duft der ätherischen Öle, der langsam zum Himmel stieg, sandte man, begleitet von Gesängen oder Gebeten, die eigenen Wünsche, Klagen oder Bitten zu Göttern und Geistern.

Unbegreiflich für uns ist das Wissen der alten ägyptischen Eingeweihten: Sie verwendeten ätherische Öle zur Einbalsamierung und Mumifizierung ihrer Toten. Das Öl der Indischen Narde beispielsweise spielte bei den Bestattungsriten der Pharaonen, den göttergleichen Königen der Ägypter, die zugleich die obersten Priester ihres Volkes waren, eine große Rolle. Wissenschaftler unseres Jahrhunderts entdeckten einen überraschenden Grund für dieses zunächst »nur« rituell anmutende Verhalten: Im März 1963 fanden Biologen der Universität von Oklahoma (USA) heraus, daß Hautzellen einer über 2000 Jahre alten ägyptischen Mumie noch teilungsfähig, also lebendig waren.
Auch im Grab des Tut-ench-Am'un (etwa 1350 v. Chr.), das zu Anfang unseres Jahrhunderts entdeckt und geöffnet wurde, fand man in einem Krug noch Salbenreste, die auf der warmen Hand den Duft von Nelken und Indischer Narde entwickelten.
Diese wenigen Zeugnisse der Bedeutung dieser Öle mögen Ihnen den Eindruck vermitteln, daß das, was die Alten über ihre Anwendung gewußt haben, uns auch heute etwas geben kann. Die ätherischen Öle, die eine direkte Verbindung zwischen der Pflanze und dem Menschen herstellen, können uns in vielfältiger Weise nützlich sein; vor allem aber verhelfen sie uns dazu, unseren Körper mit unserem Geist und unserer Seele zu einer untrennbaren Einheit zu verschmelzen, um so lange und gesund leben zu können.

Was sind Heilkräuter-Essenzen?

Als »duftende Seele«, als Essenz der Pflanze ist das natürliche ätherische Öl Träger aller ihrer Eigenschaften und ihres heilenden Charakters.

Die Essenz – »Botschaft« der Pflanze

Heilkräuter-Essenzen sind leichtflüchtige ätherische Öle, die als ein Produkt der Photosynthese in jeder Pflanze entstehen. Diese Öle duften, fetten aber nicht. Je nach Pflanzenart werden sie in den Wurzeln, in den Blättern oder in den Blüten gespeichert (→ Seite 14).
Wenn Sie sich einer Pflanze unvoreingenommen mit Ihren Sinnen nähern, können Sie erleben, wie im Duft der Pflanze ihr Wesen zum Ausdruck kommt: Riechen Sie einmal bewußt an einer Garten- oder Freilandrose – »trinken« Sie den Duft aus diesem »Kelch« herrlich üppiger Schönheit – oder streifen Sie im Frühsommer durch die südfranzösische Landschaft der Provence, und lassen Sie sich vom Wind den unvergleichlichen Duft der tiefblauen Lavendelfelder zuwehen.
Solche sinnlichen Eindrücke vermögen Ihr Empfinden dafür zu wecken, daß der Duft ätherischer Öle auch als »Botschaft« der Pflanzenseele an die gesamte Schöpfung verstanden werden kann.
Jede Pflanze verströmt ihren Duft leichtflüchtig in ihre Umgebung; sie hat gewissermaßen den Wunsch, ihren »feinstofflichen Duftleib« über ihren eigenen Körper hinaus auszudehnen und sich der sie umgebenden Natur mitzuteilen. Der Duft einer Pflanze trägt Botschaften für andere Lebewesen, die bis in deren Zellen dringen.
Sicher haben auch Sie einen Lieblingsduft – einen, den Sie besonders gerne riechen – und andere Düfte, die Sie nicht mögen. Ohne dies begründen zu können, ziehen Sie mit Ihrem Lieblingsduft die Botschaft einer bestimmten Pflanze den Botschaften anderer Pflanzen vor.
Warum dies so ist und auf welchem Weg die Duftstoffe einer Pflanze in den Körper von Menschen, Tieren oder anderen Pflanzen gelangen, möchte ich Ihnen im folgenden erklären.

Die Essenz – ihr hormonähnlicher Charakter

Heilkräuter-Essenzen haben eine ähnliche chemische Zusammensetzung wie Hormone und können daher auf andere Pflanzen, auf Tiere und Menschen anregend einwirken. Der Duft, den eine Essenz verströmt, besteht aus winzigen Molekülen, die – je nach dem Charakter der Essenz – eine ganz eigene Struktur haben. Wenn Tiere oder Menschen diese Duftmoleküle einatmen oder über die Haut in ihren Säftekreislauf aufnehmen, verursachen die Moleküle im Organismus eine bestimmte Veränderung des Stoffwechsels und der »glatten Muskulatur« – das ist die Muskulatur unseres Körpers, die nicht unserem Willen unterliegt.
Ich möchte Ihnen am Beispiel des Pfefferminzöls die Wirkung eines ätherischen Öls auf andere Lebewesen erläutern:
Das Pfefferminzöl ist ein typisches Blattöl (→ Seite 18), da die Pfefferminze ihr ätherisches Öl in den Blättern speichert.
Der Säftefluß ist bei der Pfefferminze gut ausgeprägt. Allein durch ihre Duftstoffe wirkt sie auf andere Lebewesen (→ Seite 24) und kann vor allem den Säftestrom oder die Lymph- und Gewebswasser-Zirkulation (→ Lexikon, Seite 92) anregen. Beim Menschen hilft das Öl der Pfefferminze bei allen Wasseransammlungen im Gewebe (Ödeme), bei Lymphstauungen in Beinen, Füßen oder Armen und unterstützt die Entschlackung. Wenn Sie Pfefferminzöl auf Arme, Beine oder Füße auftragen, spüren Sie eine kühlende, abschwellende Wirkung; der Gewebswasserfluß wird bis in die kleinen und kleinsten Lymphgefäße angeregt, die gestaute Flüssigkeit fließt leichter aus dem Gewebe ab.
Auf Tiere wirkt die Pfefferminze, wenn sie an der Pflanze schnuppern, in gleicher Weise, und sogar bei Pflanzen, die in der Nähe einer Pfefferminze wachsen, wird der Säftestrom in den Gefäßen angeregt. Die Wurzeln der Pfefferminze tragen zudem zur Entwässerung des Bodens bei Staunässe bei.

Wie wirken Heilkräuter-Essenzen?

Wir Menschen sind für Heilkräuter-Essenzen so empfänglich, weil Essenzen auf umfassende Weise wirken:
Im Körper beeinflussen und verändern die Essenzen über die Anregung der körpereigenen Hormonbildung den Stoffwechsel (⟶ Lexikon, Seite 92).
Die Hormone selbst, sowie die Tätigkeit der Hormondrüsen (⟶ Lexikon, Seite 92) und des hormonbildenden Gewebes können sie nicht ersetzen. Es entstehen daher auch keine Abhängigkeit von den Essenzen und – bei richtiger Dosierung keine Nebenwirkungen (⟶ Seite 27).
Unser Gefühlsleben, unser Gemüt aktivieren die Essenzen über die Anregung des gesamten Nervensystems. Sie wirken anregend, entspannend oder beruhigend – je nach dem Charakter der Essenz.
Der spezifische Duft, der jeder Essenz eigen ist, regt über den Geruchsnerv andere Nervenzentren im Gehirn an und fördert auf diese Weise alle unsere geistigen Fähigkeiten wie Konzentrationskraft und Denkvermögen sowie unsere Intuition.
Ich möchte Ihnen im folgenden darstellen, daß diese Wirkung der Heilkräuter-Essenzen sich ähnlich einer Kettenreaktion in unserem Organismus entfaltet.

Wir riechen mit dem Gehirn

Das erste Organ, das mit den Duftstoffen einer Essenz in Berührung kommt, ist die Nase. Die Nase ist jedoch nur der »Vorposten« des Riechhirns, in dem die aufgenommenen Informationen »gelesen« werden. Wir riechen also eigentlich nicht mit der Nase, sondern mit dem Gehirn!
Die wahrscheinlich zutreffendste Geruchstheorie erklärt die »Arbeit« des Riechhirns auf folgende Weise:
Jeder Duftstoff sendet eine charakteristische molekulare Schwingung (⟶ Lexikon, Seite 92) aus, die sich auf die Rezeptoren oder »Empfangsstationen« unserer Gehirnnerven überträgt, wenn wir einen Duft aufnehmen. Dadurch werden in der Folge weitere Vorgänge im Gehirn ausgelöst, eine sogenannte »nervöse Reaktion« und eine »Neurosekretion« (⟶ Lexikon, Seite 92) entstehen, die den gesamten Organis-

mus auf körperlicher und seelischer Ebene beeinflussen: Durch die Anregung der »Neurosekretion« wird die Hormonbildung an den Nervenenden sowohl des Zentralen Nervensystems (⟶ Lexikon, Seite 92) als auch des vegetativen Nervensystems (⟶ Lexikon, Seite 92) gefördert; zudem wird das Zusammenspiel unserer Hormondrüsen (⟶ Lexikon, Seite 92) reguliert.

Gerade die körpereigene Hormonbildung und die davon abhängige nervliche Verfassung sowie die Anspannung der Organ-Muskulatur und unsere Gefühlslage können wir nicht mit unserem Willen beeinflussen. Deshalb wirken ätherische Öle hier überaus hilfreich: Jede Essenz überträgt durch ihren Duft ihre charakteristische Schwingung auf uns. Wenn wir beispielsweise innerlich angespannt sind, sich dadurch die arteriellen Blutgefäßmuskeln unseres Herz-Kreislauf-Systems zusammenziehen und der Blutdruck in den Arterien (⟶ Lexikon, Seite 92) steigt, können wir durch Wahl und Anwendung eines entspannenden Öls der Anspannung entgegenwirken. Wir regen durch dieses Öl die Bildung gerade der Hormone an, die unser Nervensystem beruhigen, die die Organ-Muskulatur entspannen und die im limbischen System (⟶ Lexikon, Seite 92) im Gehirn angenehme Gefühle wecken.

Wenn wir uns hingegen in einem Zustand übermäßiger innerer Entspannung befinden und über Trägheit, Unlust und vielleicht einen niedrigen Blutdruck klagen, können wir durch die Anwendung eines aktivierenden Öls die Bildung der Hormone fördern, die uns wieder »zum Leben zurückholen«.

In dieser Weise können wir unseren gesamten Organismus – die Muskulatur der Eingeweide, unsere Atmung, unseren allgemeinen inneren Spannungszustand, unsere Gefühlslage, unser geistiges Vermögen – durch die Anwendung des passenden ätherischen Öls verändern und regulieren.

Männliche und weibliche Hormone – »Bausteine« unseres Lebens

Unter den vielen verschiedenen Arten von Hormonen, die das »Funktionieren« unseres Organismus steuern, spielt die Gruppe der Geschlechtshormone eine wichtige Rolle. Die männlichen Geschlechtshormone, die Androgene, und die weiblichen Geschlechtshormone, die Östrogene, sorgen für die Ausbildung der männlichen oder der weiblichen Eigenschaften. Nun ist es aber nicht so einfach geregelt, daß sich im männnlichen Organismus nur Androgene und im weiblichen Organismus nur Östrogene befinden: Jeder Mensch hat sowohl männliche als auch weibliche Geschlechtshormone, und zwar in individuell unterschiedlichem Verhältnis. Menge und Verhältnis der Geschlechtshormone beeinflussen die Gesamterscheinung und bestimmen mit darüber, wie »weiblich« oder »männlich« der Charakter ist.
Darüber hinaus haben die Geschlechtshormone eine wesentliche Bedeutung für den Ablauf des Stoffwechsels. In Zellen, Geweben und Organen des Organismus sind sie bestimmend dafür, ob diese entweder mehr dem Abbaustoffwechsel (Androgen-Wirkung) oder Aufbaustoffwechsel (Östrogen-Wirkung) unterliegen. Durch die aufbauende Wirkung der Östrogene wird die Aufnahmefähigkeit der Zellen angeregt. Über das Blut und das Gewebswasser werden mehr Nährstoffe aufgenommen, und der Organismus nimmt an Gewicht und Substanz zu.
Die abbauende Wirkung der Androgene hingegen fördert den Abbaustoffwechsel; die Ausscheidung von Zellen und Geweben erhöht sich, und der Organismus verliert an Gewicht und Substanz.

Männliche und weibliche Essenzen

Auch die Heilkräuter-Essenzen haben sowohl »männliche« als auch »weibliche« Eigenschaften, wobei aber stets eine Seite überwiegt und einer bestimmten Essenz einen mehr »männlich« oder mehr »weiblich« betonten Charakter gibt.

Die männlich betonten Essenzen wie Thymian, Zitrone oder Sandelholz unterstützen die Funktion der männlichen Geschlechtshormone: Sie fördern den Abbaustoffwechsel, die Ausscheidung (Sekretion) der Zellen und Gewebe und ziehen die glatte Muskulatur der Organe zusammen. Auf diese Weise wirken sie straffend, festigend und formend; sie regen allgemein das konzentrierte Denken sowie die Kontrolle der Gefühle an, wirken anregend und aktivierend. Ihr Duft ist sauer, ihr Geschmack scharf; auf der Haut brennen oder beißen sie.
Die weiblich betonten Essenzen wie Orange, Salbei oder Vetiver unterstützen die Funktion der weiblichen Hormone: Sie fördern den Aufbaustoffwechsel, regen die Aufnahmefähigkeit (Resorption) der Zellen und Gewebe an und entspannen die »glatte Muskulatur«. Diese Essenzen öffnen die Seele, wirken entspannend und beruhigend auf Körper und Geist und wecken das Gefühlsleben. Ihr Duft ist süß, ihr Geschmack mild, aber auch bitter; auf der Haut wirken sie kühlend und entspannend.
Auf allen Ebenen des menschlichen Seins gibt es sowohl ein männliches als auch ein weibliches Verhalten – und beide befinden sich in einem steten Wechsel: Auf der körperlichen Ebene wechselt Muskelanspannung und Leistung mit Entspannung der Muskeln und Erholung; auf der seelischen Ebene schwanken wir zwischen Oberflächlichkeit und Gefühlstiefe, Gefühlsarmut und Empfindungsreichtum; auf der geistigen Ebene lösen sich Konzentration und Gerichtetheit mit Hingabe und Ziellosigkeit ab. Sowohl beim Mann als auch bei der Frau kann wirkliche Gesundheit nur in der Verbindung, in der Einbeziehung von männlichem und weiblichem Verhalten gründen. Die Heilkräuter-Essenzen können wesentlich dazu beitragen, diese Ganzheit von Männlichem und Weiblichem zu verwirklichen.

Die Heilkräuter-Essenz-Therapie

Der Mensch – eine nach innen gestülpte Pflanze

Die Pflanze läßt sich in die drei »Organbereiche« Wurzel, Blatt und Blüte einteilen. In entsprechender Weise kann der Körper des Menschen in die Organbereiche Unterleib, Oberkörper und Kopf unterteilt werden.
Die Aufgaben der Organe des Unterleibs entsprechen den Aufgaben der Wurzeln einer Pflanze, die Organe des Oberkörpers erfüllen die gleichen Funktionen wie die Blätter, und der Kopf entspricht in seiner Bedeutung der Blüte. Der grundsätzliche Unterschied besteht also nur darin, daß die Organe der Pflanze nach außen gewendet und sichtbar sind, während sich beim Menschen fast alle Organe innen im Körper befinden.
Man kann daher von dem Menschen als von einer nach innen gestülpten Pflanze sprechen. In dieser Ähnlichkeit von Pflanze und Mensch gründet das Prinzip der Heilkräuter-Essenz-Therapie. Der Grundgedanke dabei ist, daß die Kräfte, die in den Organen einer Pflanze wirken, in deren Essenz gespeichert sind und auf die entsprechenden Organe im Menschen übertragen werden können (⟶ Bücher, die weiterhelfen, Seite 93).
Dabei ist für die Wirkung einer Essenz auf den Menschen das Pflanzen-Organ, in dem die Essenz gebildet, gespeichert und aus dem sie gewonnen wurde, von großer Bedeutung. Es gibt Wurzel-, Blatt- und Blütenöle, die schwerpunktmäßig auf die entsprechenden Organe im Menschen wirken: Wurzelöle auf den Unterleib, Blattöle auf den Oberkörper und Blütenöle auf den Kopf. Diese Entsprechungen möchte ich Ihnen nun im einzelnen ausführlich erläutern.

Wurzel und Unterleib

Die Wurzeln der Pflanze und der Unterleib des Menschen bilden bei beiden Organismen die Basis ihres Lebens. Die Funktionen, die in diesen Bereichen ablaufen, erhalten sowohl das einzelne Individuum als auch die Gesamtheit der Art.

Der Mensch

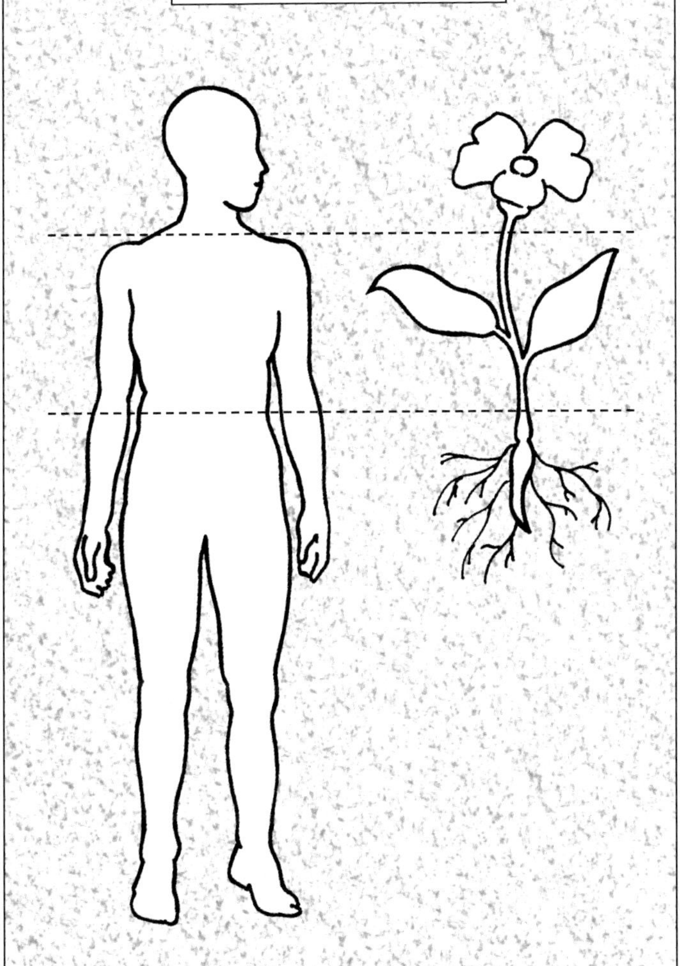

Die Organ-Funktionen entsprechen einander:
Blüte - Kopf
Blatt - Oberkörper
Wurzel - Unterkörper

Die Nahrungsaufnahme

Die Wurzeln haben die Aufgabe der Nahrungsaufnahme. Aus dem Boden nimmt der Organismus Pflanze die Nährstoffe auf, die er zum Wachstum und zum Leben braucht.
Ein gefütterter Handschuh veranschaulicht gut die Ähnlichkeit, die zwischen Wurzeln und Darm besteht: Wenn Sie den Handschuh umkrempeln, bildet das Futter gewissermaßen die Wurzeln einer Pflanze, die aus dem Boden, dem »Nahrungsbrei der Pflanze«, die Nährstoffe aufnehmen. Wenn Sie den Handschuh wieder zurückkrempeln, bildet jetzt das Futter die Darmzotten, die wie die Saugwürzelchen der Pflanze, nun aber von innen, die Nährstoffe aus dem Nahrungsbrei aufnehmen und sie dem Organismus zuführen.
Mensch und Pflanze ist gemeinsam, daß sie die Nahrung nur mit Hilfe von Mikroorganismen verdauen können. Bei der Pflanze spricht man dabei von der »Wurzel-Flora«, die hauptsächlich aus Bakterien, aber auch aus Pilzen, Algen und anderen, im Boden lebenden Einzellern gebildet wird. Beim Menschen entspricht dies der »Darm-Flora«, die im wesentlichen auch aus Bakterien besteht. Ohne die »Darm-Flora«, dieses Heer aus mikroskopisch kleinen Helfern, könnte der Mensch seine Nahrung nicht verdauen, sie würde ihn vergiften, statt seinen Organismus zu erhalten und zu stärken.

Wachstum und Regeneration

Über den Ablauf der Nahrungsaufnahme hinaus haben Wurzeln und Darm noch etwas gemeinsam: Von den Wurzeln wird das gesamte Wachstum der Pflanze gesteuert; sie sind ihr »Regenerationspool«, aus dem heraus die Pflanze wächst und sich erhält. Das Entsprechende gilt für den Darm; aus ihm heraus baut sich der Körper des Menschen auf und gibt ihm Kraft und Beständigkeit.

Die Lagerung überschüssiger Nährstoffe

Die dritte gemeinsame Funktion von Wurzel und Darm beziehungsweise Unterleib ist die Lagerung überschüssiger Nährstoffe. Die Pflanze speichert sie, außer bei Fruchtbildung und Samenreifung, hauptsächlich in den Wurzeln; die Wurzeln bilden sozusagen den Vorratskeller der Pflanze – denken Sie beispielsweise an Rüben oder Karotten, die überaus nährstoffreich sind. Der Mensch lagert unverbrauchte Energien als Fett im Unterleib ab – als Darmfett, als Fett im Unterhautgewebe von Bauch, Gesäß und Oberschenkeln.

Die Fortpflanzung
Die vierte Gemeinsamkeit ist die Fortpflanzung: Der Wurzelbereich der Pflanze ist – wie der Unterleib des Menschen – der Ort für die Entstehung eines neuen Organismus. Nur im Boden können Samen oder Keimlinge sprießen, um zu einer Pflanze heranzuwachsen. Auch ein neuer Mensch wächst im »nährstoffreichen« Unterleib heran und wird aus ihm geboren.

Zusammenfassend läßt sich also sagen, daß der Unterleib des Menschen und der Wurzelbereich der Pflanze einander in vier für den gesamten Organismus wichtigen Funktionen entsprechen:
- Nahrungsaufnahme
- Wachstum und Regeneration
- Lagerung überschüssiger Nährstoffe
- Fortpflanzung

So wirken Wurzelöle

Bei Beschwerden im Unterleib wirken die Wurzelöle (→ Seite 77) lindernd und heilend. Diese Öle stärken die Ausscheidungsfunktion, unterstützen die Nährstoffaufnahme des Darms und regulieren den Ernährungsstoffwechsel; zudem sorgen diese Öle für eine bessere Durchblutung der Geschlechtsorgane und der Harnwege. Auf diese Weise regen sie das Liebesverlangen an, wärmen den ganzen Körper und geben ihm Kraft.
Auf geistig-seelischer Ebene »erden« sie den Menschen, machen ihn körperbewußter und stärken sein Verhältnis zu den »handfesten« Dingen des Lebens. Diese Öle mögen daher wichtig sein für Menschen, die keine lebendige Bezie-

hung zu ihrem Unterleib, zu ihrer Körperlichkeit haben, oder für solche, die übermäßig intellektuell ausgerichtet sind.

Blatt – Oberkörper

In den Blättern der Pflanze finden ähnliche Prozesse statt wie im Oberkörper des Menschen. Jedes einzelne Blatt eines grünbeblätterten Sprosses übt alle Organfunktionen zugleich aus, die im Menschen von der Lunge, der Leber, dem Herzen, der Milz und den Nieren übernommen werden.

Die Atmung

Die für die Erhaltung des Lebens wichtigste Organfunktion ist die Atmung. Pflanze und Mensch ergänzen sich dabei: Die Pflanze atmet Kohlendioxid ein, um wachsen und leben zu können, und atmet Sauerstoff als »Abfallprodukt« aus; der Mensch hingegen atmet Sauerstoff ein, der im wesentlichen sein Leben erhält, und atmet das für ihn schädliche Kohlendioxid wieder aus. Die Umwandlung von Sauerstoff in Kohlendioxid geschieht beim Menschen in dem Organ, das einem Blatt tatsächlich sehr ähnlich ist, nämlich in der Lunge. Die Verwandtschaft zwischen Pflanze und Mensch wird also bei der Atmung sehr deutlich.

Die Zuckerbildung

Zucker, der auf unserem Planeten ausschließlich von Pflanzen gebildet wird, hat für alle Lebewesen eine beinahe ebenso große Bedeutung wie die Atmung.
Die Bildung von Zucker geschieht in den Blättern und ist ein Ergebnis der pflanzlichen Photosynthese.
In diesem Vorgang verwandelt die Pflanze, vereinfacht ausgedrückt, mit Hilfe des Sonnenlichts Wasser und das eingeatmete Kohlendioxid in Zucker (das Kohlenhydrat Traubenzukker), wobei auch Sauerstoff und Wasser entstehen. Diesen pflanzlichen Zucker muß der Mensch zu sich nehmen, da er selbst nicht in der Lage ist, Zucker zu bilden. Der Mensch braucht aber Zucker als wesentlichen Nährstoff und »Energie-Lieferanten« sowie zum Aufbau von Kohlenhydraten, Fet-

ten und Eiweißen. In der Leber wird dieser Zucker aufbereitet, gespeichert und an das Blut abgegeben, das ihn in alle Zellen des Körpers transportiert.

Der Säfte-Kreislauf

Der Säfte-Kreislauf sorgt sowohl beim Menschen als auch bei der Pflanze für die Versorgung des gesamten Organismus mit Nährstoffen, für den Abtransport verbrauchter Stoffe und Giftstoffe, für ein stabiles Gleichgewicht der Organe untereinander, indem ein Säftemangel ausgeglichen und ein Überschuß gemindert wird.
Der Säfte-Kreislauf im meist herzförmigen Blatt, den Sie durch ein stark vergrößerndes Mikroskop tatsächlich beobachten können, wird hauptsächlich durch äußere Einflüsse wie die Witterungsverhältnisse, die Stärke der Sonnenstrahlung, den Wind gesteuert. Das Herz-Kreislauf-System im Menschen wird von innen her reguliert; es unterliegt den Pumpbewegungen des Herzens, die wiederum abhängig sind von der Verfassung des Gemüts, den Zielen, der allgemeinen Lebenseinstellung – dem »inneren Klima«, das in einem Menschen herrscht.

Die Regeneration und Ausscheidung

Die Regeneration oder Erneuerung ist für jeden Organismus notwendig, da er ständig mit Krankheitserregern, Giftstoffen oder anderen für ihn schädlichen Substanzen in Berührung kommt. Um sich gesund zu erhalten, muß er diese Stoffe abwehren oder ausscheiden.
Die Regeneration der Pflanze vollzieht sich durch das Abwerfen und Neubilden von Blättern und Wurzeln. Auch sind die Blätter der Pflanze in der Lage, Krankheitserreger und Schädlinge durch verschiedene Reaktionen abzuwehren oder unschädlich zu machen. Die Ausscheidung unbrauchbarer Stoffe geschieht bei der Pflanze durch winzige Spaltöffnungen an der Blattunterseite, durch die ständig mehr oder weniger Wasser austritt. Dadurch steuert die Pflanze ihren Wasser- und Mineralhaushalt (⟶ Lexikon, Seite 92) und die Entgiftung des gesamten Organismus.

Beim Menschen geschieht die Regeneration des Blutes hauptsächlich in der Milz. Dieses Organ erneuert und reinigt ständig das Blut mit allen seinen Bestandteilen (rote und weiße Blutkörperchen), indem es Unreinheiten und verbrauchte Bestandteile ausfiltert und »verbrennt«. Zusammen mit der Thymusdrüse (→ Lexikon, Seite 92) ist die Milz das zentrale Abwehrorgan des Menschen. Die Ausscheidung der unbrauchbaren Stoffe wird von der Leber, der Galle, dem Darm und den Nieren übernommen, in denen sich Abfallstoffe ansammeln. Durch eine unterschiedlich starke Harnbildung regulieren die Nieren auch den Wasser- und Mineralhaushalt des Körpers.
Alle diese Vorgänge geschehen bei der Pflanze außen in den Blättern, beim Menschen hingegen in seinen inneren Blutorganen. Auch hier, wie in der Gegenüberstellung von Wurzeln und Darm, verlaufen die lebenserhaltenden Vorgänge bei Pflanze und Mensch in vergleichbarer, jedoch umgekehrter Weise.
Eine kurze Gegenüberstellung dieser Organfunktionen soll Ihnen die ähnlichen Verhältnisse, die zwischen Pflanze und Mensch bestehen, nahebringen:

Blatt	*Oberkörper*
Atmung	Lungen-Funktion
Zuckerbildung	Leber-Funktion
Säfte-Kreislauf	Herz-Kreislauf-Funktion
Regeneration	Milz-Funktion
Ausscheidung	Nieren-Funktion

So wirken Blattöle

Wenn Sie Beschwerden in der Lunge, der Leber, am Herzen, in der Milz, in den Nieren oder auch am Magen haben, können Ihnen alle Blattöle (→ Seite 44) Erleichterung bringen. Sie stärken alle Kreislauforgane, bringen sie in Einklang mit den Stoffwechselfunktionen des Unterleibs und sorgen für eine gute Durchblutung aller Gliedmaßen, der Organe und Gewebe. Darüber hinaus hat jedes Blattöl einen Wirkungsschwer-

punkt, das heißt, es wirkt vor allem auf ein bestimmtes Organ im Oberkörper. So wirken zum Beispiel das Eukalyptusöl und das Kiefernadelöl auf die Atmung; das Lemongrasöl und das Pfefferminzöl beeinflussen hauptsächlich die Funktion der Milz. Diese Zusammenhänge finden Sie übersichtlich dargestellt in der Tabelle auf Seite 23.
Auf Ihre Gefühlswelt wirken die Blattöle anregend und harmonisierend; sie festigen Ihr seelisches Gleichgewicht und machen Sie zu einer ausgeglichenen, doch sehr lebendigen Persönlichkeit. Diese Wirkung gründet in der »vermittelnden« Funktion der Blattöle zwischen der Tätigkeit des Geistes und den Stoffwechsel- und Trieb-Kräften. Sie sind gewissermaßen »Brückenöle«, die die Welt des Kopfes mit der des Unterleibs verbinden.

Blüte und Kopf

Die Gemeinsamkeiten zwischen der Blüte einer Pflanze und den Organen des menschlichen Kopfes gehen weit über die biologischen Funktionen hinaus und berühren eine Ebene, auf der eine geistige Ursache sichtbar wird.

Die geistige Anregung

Blüte und Kopf sind am stärksten vom Geist geprägt, also von »etwas«, das über das rein Materielle hinausweist. Die Blüte wird allein durch den Einfluß des Lichts auf die Pflanze hervorgebracht; mit der Blütenbildung reagiert die Pflanze auf das Licht. Man kann daher sagen, daß die Blüte das »Licht-Sinnesorgan« der Pflanze ist. Auch der Mensch reagiert auf äußeres Licht, das er mit seinen Augen wahrnimmt.
Er hat aber auch ein »inneres Licht«, ein Bewußtsein, das im Geschehen des Erkennens aufleuchtet und sich durch strahlende Augen zeigt. Weckt nicht gewissermaßen eine Blüte Ihre Sinnesorgane? Werden nicht Ihre Gefühle und das Bewußtsein, das Sie von sich selbst haben, angeregt? Diese Reaktionen gründen in den gleichen Kräften, die sowohl in der Blüte wirksam sind als auch Ihren Geist und Ihre Sinnesorgane beleben.

Das Ziel des Wachstums

Die Blüte einer Pflanze besteht eigentlich aus umgeformten und »gefärbten« Laubblättern: Der grünbeblätterte Sproß stellt plötzlich sein Wachstum ein; statt neuer, grüner Blätter bildet er farbige Kelch-, Blüten- und Fruchtblätter.
Die Blüte einer Pflanze ist also eigentlich das Ziel ihres Wachstums, ihrer Entwicklung. Dieses Ziel ist vollends erreicht mit der Ausbildung des Samens.
Man könnte auch sagen, daß der Same das Ergebnis ist, das durch die »Konzentration« der Pflanze auf sich selbst, auf ihre Artgestalt, entsteht. Der Same trägt in sich die Idee der Pflanzenart, die ihn gebildet hat. Allerdings muß diese Idee erst auf der Erde »Fuß fassen«, Wurzeln schlagen und sich mit den Kräften des nährenden Erdbereichs verbinden, bevor eine neue Pflanze entstehen kann (⟶ Seite 17).
Die Blüte der Pflanze gibt der »Individualität« ihrer Art den stärksten Ausdruck; an ihr läßt sich die Art sehr schnell und genau bestimmen. Wenn Sie einmal an eine bestimmte Blumenart denken, zum Beispiel an eine Rose, werden Sie wahrscheinlich gleich ihre Blüte vor Augen haben, nicht die Form der Blätter oder die Höhe ihres Wuchses.
In vergleichbarer Weise ist auch der Kopf des Menschen der Träger seiner persönlichsten Züge; sein Gesicht ist der einprägsamste Ausdruck seiner Individualität.

So wirken Blütenöle

Die Blüten- oder Frucht-/Samen-Öle der Zitrone (⟶ Seite 36) und der Orange (⟶ Seite 39) stärken das gesamte Nervensystem – das Zentrale und das Vegetative Nervensystem –, regen die Sinnesorgane an und fördern die Gehirn-Funktionen wie Intuition, Konzentration, Gedächtnis, Denken.
Diese Essenzen wecken das Bewußtsein und Selbstbewußtsein und stärken das geistige Vermögen des Menschen; sie fördern den verantwortlichen Umgang mit uns selbst und unserer Umwelt.
Bei längerer Anwendung der Zitronenschalen- oder der Orangenschalen-Essenz können Sie erleben, daß Sie seelische

Wirkungsbeziehungen der Essenzen

Gruppe der Essenzen	*Name der Essenz*	*Charakter*	*Organsystem*	*Körperliche Wirkung*	*Geistig-seelische Wirkung*	*Sinne*	*Lebensstufen*
Blüten-Essenzen (Frucht-/Samen-Öle)	**Zitrone**	Männlich	Nervengewebe, Hypophyse, Hormondrüsen	Nervenstärkung	Konzentration, Wachheit	Hypophyse (Ich-Sinn)	Ganzheitliches Bewußtsein (Thema: Gott)
	Orange	Weiblich		Nervenentspannung	Intuition, Aufgeschlossenheit		
Blatt-Essenzen (Sproß-Öle)	**Kiefernadel**	Männlich	Atemtrakt, Lunge, Schilddrüse	Ausatmung vertiefend	Innere Ruhe, Stärke	Augen (Seh-Sinn)	Macht, Freude, Licht (Thema: Seraph)
	Eukalyptus	Weiblich		Einatmung vertiefend	Befreiung, Gelassenheit		
	Lemongras	Männlich	Abwehrsystem, Milz, Thymusdrüse	Erwärmung	Gefestigtes Gemüt	Ohren (Gehör-Sinn)	Friede, Stille (Thema: Engel)
	Pfefferminze	Weiblich		Kühlung	Gelöstheit		
	Indische Narde	Männlich/Weiblich	Herz, Blutkreislauf, Vegetatives Nervensystem	Regulierung aller Organe	Erkennen, Verbundenheit, Integration	Alle Sinne vereinend	Alle Stufen vereinend, das Wort (Thema: Mensch)
	Rosmarin	Männlich	Energiehaushalt, Leber, Bauchspeicheldrüse	Energiesteigerung	Ausstrahlung von Wärme	Nase (Geruchs-Sinn)	Rhythmus, Bewegung, Harmonie (Thema: Tier)
	Lavendel	Weiblich		Energiesammlung	Beruhigung Regeneration		
	Thymian	Männlich	Flüssigkeits-, Mineralhaushalt, Nieren, Nebennierenrinde	Entgiftung, Ausschwemmung	Innere Reinigung	Mund (Geschmacks-Sinn)	Wachstum, Entwicklung (Thema: Pflanze)
	Salbei	Weiblich		Halten von Flüssigkeit, Aufsaugung	Geduld		
Wurzel-Essenzen (Holz-Öle)	**Sandelholz**	Männlich	Stoffwechsel, Darm, Keimdrüsen	Abbau, Ausscheidung	Festigung, Gestaltung	Haut (Tast-Sinn)	Maß, Zahl, Gesetz, Wahrheit (Thema: Mineral)
	Vetiverwurzel	Weiblich		Aufbau, Aufnahme			

und körperliche Vorgänge, die in Ihnen stattfinden, wacher und sensibler wahrnehmen, daß sich Ihre geistigen Ziele mehr und mehr mit Ihren Gefühlen und mit den »materiellen« Dingen verbinden. Diese Essenzen führen Sie zu einem ganzheitlichen Bewußtsein Ihrer selbst und dem Leben gegenüber.

Die Übertragung gleicher Kräfte

Aus den bisher geschilderten Erkenntnissen und Erfahrungen läßt sich nun leicht eine Therapie mit Heilkräuter-Essenzen ableiten. Diese Therapie gründet in dem Prinzip, daß Heilung von außen stets bewirkt wird durch die Übertragung gleicher oder ähnlicher Kräfte. Dieses Prinzip ähnelt der Vorgehensweise der Homöopathie (»Ähnliches wird durch Ähnliches geheilt«). In ihr wird eine Erkrankung dadurch kuriert, daß gerade das Homöopatikum verabreicht wird, dessen Arzneimittelbild dem Beschwerdebild des Patienten ähnelt oder bei einem gesunden Menschen ein gleiches oder ähnliches Beschwerdenbild verursachen würde. Dadurch werden die Abwehrkräfte des Organismus verstärkt angeregt, und es kommt zur Heilung.
Bei der Heilkräuter-Essenz-Therapie setze ich gedanklich nicht beim Krankheitsbild oder bei den Symptomen der Erkrankung eines Menschen an. Ich gehe vielmehr von den gesunden Funktionen der Organe und Organsysteme des Menschen aus, die durch die Gabe des passenden ätherischen Öls gestärkt werden. Dieses Öl ist ja Träger ähnlicher, entsprechender oder gleicher Stoffwechselkräfte aus den Wurzel-, Blatt-, oder Blüten-Organen und kann diese Kräfte auf die entsprechenden Organe des Menschen übertragen. Dabei wirken stets Wurzel-Öle stärkend auf die Organe des Unterleibs, Blatt-Öle auf die Organe des Oberkörpers und Blüten-Öle auf die Organe des Kopfes (→ Tabelle, Seite 23).

Wissenswertes für die Praxis

Wie werden Heilkräuter-Essenzen gewonnen?

Alle Pflanzen bilden Essenzen, doch lohnt die wirtschaftliche Gewinnung meist nur bei solchen Pflanzen, die ihre Essenz in einem Verhältnis von etwa 0,1 % bis 10 % ihres eigenen Gewichts in den Organen speichern. Zu diesen Pflanzen gehören beispielsweise Lavendel, Rosmarin, Salbei oder Pfefferminze; man nennt sie auch ätherische Öldrogen (Droge = getrocknetes Heilmittel).
Wenn Sie die Blätter dieser Pflanzen zwischen den Fingern reiben, entströmt ihnen ein aromatisch-würziger Duft, denn die leichtflüchtigen Duftöle in den kleinen Drüsenhaaren auf der Blattoberfläche und in den winzigen »Behältern« in den Blättern werden freigesetzt und breiten sich in der Luft aus.

Wieviele Pflanzen werden zur Gewinnung einer Essenz benötigt ?

Der Gehalt an ätherischem Öl, somit auch das »Volumen« des entströmenden Duftes, ist von Pflanze zu Pflanze sehr verschieden. Zur Herstellung von 200 Gramm Rosenöl werden zum Beispiel 1000 Kilogramm Rosenblätter benötigt, also eine Tonne. Es kann daher nicht verwundern, daß der Preis für ein Kilogramm Rosenöl, je nach Art und Qualität, bei DM 8000,– bis DM 10000,– liegt. In der Regel werden zur Herstellung von ein bis drei Kilogramm Blattöl 100 Kilogramm Blätter der betreffenden Pflanze benötigt. Eine Heilkräuter-Essenz ist konzentrierte Heilkraft. So wirkt eine Essenz auch noch in sehr hoher Verdünnung, weshalb Sie sie nie pur verwenden sollten, sondern stets in der Verdünnung mit einem fettenden Öl (→ Seite 31).

Die Wasserdampf-Destillation

Bis auf das Zitronen- und Orangenschalenöl, das aus den Schalen kalt gepreßt wird, werden alle in diesem Buch beschriebenen Öle durch Wasserdampf-Destillation gewon-

nen. Dabei werden zunächst diejenigen Pflanzenteile, in denen sich das meiste ätherische Öl befindet – beispielsweise beim Rosmarin in den Blättern –, gesammelt und in einem geschlossenen Kessel mit Wasserdampf erhitzt. Das leichtflüchtige Öl aus den Drüsenhaaren und den mikroskopisch kleinen »Behältern« in den Blättern wird ausgetrieben, und es entsteht im Kessel eine gasförmige Verbindung von Wasserdampf und ätherischem Öldampf. (In kühlem Zustand ist ätherisches Öl kaum wasserlöslich, sondern schwimmt auf der Oberfläche des Wassers wie die Fettaugen auf einer Suppe; in erhitztem, gasförmigem Zustand aber geht es mit dem Wasserdampf eine vollständige Verbindung ein.)
Wenn die Pflanzenteile schließlich genügend lange erhitzt wurden, und der Wasserdampf den Großteil der ätherischen Öle ausgetrieben hat, wird dieses »Wasserdampföl« in eine gekühlte Kupferschlange geleitet. Dort wird die Verbindung wieder getrennt: Der Wasserdampf kondensiert, das heißt er verflüssigt sich, und das gasförmige ätherische Öl wird zu flüssigem Öl, das jetzt auf der Oberfläche des Wassers schwimmt. Das ätherische Öl ist gewonnen und kann anschließend abgeschöpft oder abgegossen werden.

Das »Aquarom«

Das Wasser, das zurückbleibt, birgt noch wasserlösliche Aromamoleküle in sich und trägt die »energetische Prägung« des ätherischen Öls, mit dem es sich zuvor im dampfförmigen Zustand verbunden hatte. Dieses Wasser hat alle Eigenschaften der Essenz, jedoch in abgeschwächter Weise. Ich bezeichne dieses Wasser als »Aquarom« (lat. aqua = Wasser, aroma = Duftstoff). Aufgrund seiner Wasserlöslichkeit und seiner hohen Verdünnung kann das »Aquarom« ohne die Gefahr einer Schleimhautverätzung innerlich angewandt werden, das heißt, Sie können die »Aquarome« wie Tropfen einnehmen oder in heißem Wasser verdünnen und wie Tee trinken (→ Seite 29).

Die praktische Anwendung der Heilkräuter-Essenzen

Die Heilkräuter-Essenzen können von jedem Menschen angewendet werden, wobei es eine äußerliche und eine innerliche Anwendung gibt. Bei der äußerlichen Anwendung gelangen die Wirkstoffe einer Essenz vor allem über die Haut, aber auch über die Nasenschleimhäute in Ihren Organismus. Bei der innerlichen Anwendung gelangen die Wirkstoffe direkt über die Mundschleimhaut, den Magen und den Darm ins Blut und so in die Zellen des Körpers. Gesundheitliche Gefahren sind sowohl bei der äußerlichen als auch bei der innerlichen Anwendung der Heilkräuter-Essenzen ausgeschlossen, wenn Sie die folgenden wichtigen Hinweise beachten.

- Bringen Sie die Heilkräuter-Essenzen niemals pur auf die Haut, vor allem nicht auf die Schleimhäute, da sie Verbrennungen und Verätzungen verursachen können!
- Bringen Sie die Essenzen auch nicht in Augennähe.
- Bewahren Sie sie so auf, daß Kinder sie nicht erreichen können!
- Halten Sie sich bitte an das angegebene Mischungsverhältnis, wenn Sie sich ein Präparat selbst mischen!
- Mischen Sie nicht mehr als drei verschiedene Essenzen in ein Präparat, da Sie sonst keine Kontrolle mehr über die Wirkung haben.
- Heilkräuter-Essenzen oder Essenz-Präparate dürfen nicht im Sonnenlicht stehen oder in der Nähe warmer Geräte, da die Essenzen sonst geschädigt und in ihrer Wirkung verändert würden.
- Wenden Sie morgens aktivierende, abends beruhigende Essenzen an, so sind Sie tagsüber wach und konzentriert und können abends gut einschlafen.
- Verwenden Sie nur solche Essenzen, deren Duft Ihnen wirklich angenehm ist (⟶ Seite 32).

Fertig-Präparate

Zur äußerlichen Anwendung der Essenzen eignen sich Hautpflege-Lotionen (Dermarome, von griech. derma = Haut und lat. aroma = Duftstoff). Auch die Aromalampe als Inhalationsgerät hat sich für viele Menschen bewährt.
Zur innerlichen Anwendung empfiehlt sich das Destillationswasser einer Essenz, das Aquarom (⟶ Seite 26).
Die folgenden Präparate sind Fertig-Präparate, die Sie in Kosmetik-Instituten, Reformhäusern, Bio-Läden oder Apotheken bekommen oder auch direkt bei mir bestellen können (⟶ Bezugsquelle, Seite 93).

Äußerliche Anwendung

Dermarome

Die Dermarome basieren auf naturreinem Jojobaöl; darin werden die ätherischen Öle von Wildpflanzen oder biologisch angebauten Pflanzen gelöst. Das Jojobaöl ist ein flüssiges Wachs, das aus den Nüssen der in Mexiko beheimateten Jojoba-Pflanze gepreßt wird. Dieses Öl ist ein altes indianisches Hautpflege- und Heilmittel und hat gegenüber den üblichen Pflanzenölen eine besondere Eigenschaft, die in der molekularen Zusammensetzung gründet: Als ein Wachs kann es nicht ranzig werden und übersteht sogar Erhitzungen über 300 Grad Celsius unbeschadet. Hautpflege-Lotionen, die auf diesem Öl basieren, müssen daher keine Konservierungsstoffe beigegeben werden.
Dermarome gibt es von allen dreizehn in diesem Buch beschriebenen Heilkräuter-Essenzen (Bezugsquelle, Seite 93).
Anwendung: Reiben Sie das mit »Ihrer« Essenz gemischte Öl morgens und/oder abends nach dem Duschen oder Baden langsam in die warme Haut ein; nach dem warmen Duschen oder Baden sind die Poren der Haut stark geweitet, so daß die Wirkstoffe der Essenz gut in den Körper dringen können. Sie können Ihren ganzen Körper einreiben oder nur einzelne Körperbereiche. Bei regelmäßiger Anwendung über mehrere Wochen wird sich die Wirkung der Essenz voll entfalten.

Aroma-Lampe
Aromalampen (⟶ Bezugsquelle, Seite 93), auch Duftleuchten genannt, dienen der Aromatisierung Ihrer Räume. Auch zur Inhalation sind die Aromalampen gut geeignet.
In einem Schälchen wird Alkohol, dem einige Tropfen einer Essenz beigegeben wurden, durch die Hitze der Glühbirne so stark erwärmt, daß er verdampft und dabei den Duft der Essenz verströmt. Statt des reinen Alkohols können Sie auch eine Alkohol-Wasser-Mischung (⟶ Phyto-Neutral-Lotion, Seite 31) in das Lampenschälchen geben.
Nach längerem oder häufigem Gebrauch der Lampe kann das Schälchen klebrig verharzen. Es läßt sich mit Hilfe eines Lappens, den Sie mit Alkohol anfeuchten, schnell wieder reinigen.
Meine Heilkräuter-Essenz-Lampe erhalten Sie in allen Fachgeschäften oder direkt bei mir (⟶ Bezugsquelle, Seite 93).

Innerliche Anwendung
Aquarome
Aquarome (⟶ Seite 26) sind aromatisierte Destillationswasser, die bei der Gewinnung einer Essenz durch Wasserdampf-Destillation zurückbleiben und die den Duft und die Heilkräfte der jeweiligen Essenz angenommen haben.
Aquarome gibt es von neun Heilkräuter-Essenzen: Rose, Orange, Lavendel, Rosmarin, Kiefernadel, Eukalyptus, Thymian, Salbei, Pfefferminze (⟶ Bezugsquelle, Seite 93).
Anwendung: Vor allem zur Gesundheitsvorsorge empfiehlt es sich, 12 Tropfen eines Aquaroms in einer Tasse mit heißem, abgekochtem Wasser vor dem Essen zu sich zu nehmen. Bei leichten Erkrankungen kann die Anwendung mehrmals am Tag wiederholt werden.
Auch das aus Aquaromen gemischte Mundpflege-Wasser können Sie zur Behandlung leichter Entzündungen der Mundschleimhäute und des Rachenraums oder nach einem Zahnarztbesuch anwenden (⟶ Bezugsquelle, Seite 93): Geben Sie dazu 12 bis 24 Tropfen des Mundpflege-Wassers in ein Glas mit warmem Wasser, um damit zu gurgeln; Sie können es aber auch unverdünnt auf betroffene Stellen im Mund auftragen.

Eine besondere Verwendung finden Aquarome als Blüten-Augenwasser (→ Bezugsquelle, Seite 93). Ein Blüten-Augenwasser ist eine speziell für die Augen abgestimmte Mischung verschiedener Aquarome: Geben Sie zur Pflege und Erholung überreizter Augen einige Tropfen des Augenwassers auf einen Wattebausch und legen Sie diesen zehn bis fünfzehn Minuten auf die geschlossenen Lider.

Präparate zum Selbstmischen

Es ist eine große Freude, sich ein Körperöl, einen Badezusatz oder eine Lotion selbst zu mischen. Das ist ganz einfach! Sie brauchen dazu ein Phyto-Neutral-Gesichtsöl, Phyto-Neutral-Körperöl, Phyto-Neutral-Ölbad oder eine Phyto-Neutral-Lotion und »Ihre« Essenz (→ Bezugsquelle, Seite 93).
Um sich Ihr eigenes Präparat zu mischen, gehen Sie in folgender Weise vor:

Phyto-Neutral-Gesichtsöl
Träufeln Sie ein bis drei Tropfen der Essenz in eine 15-Milliliter-Flasche mit neutralem Öl, und schütteln Sie die Mischung kräftig durch. Von der Essenz des Lemongrases und des Thymians verwenden Sie bitte nur einen Tropfen, da diese Essenzen Ihre Gesichtshaut sonst reizen könnten. Sie sollten ein Gesichtsöl auch nicht in den Augenbereich oder auf die Augenlider streichen, da dadurch Ihre Augen stark gereizt werden.
Um ein Sonnenöl zu erhalten, geben Sie drei Tropfen der Zitronenschalen-Essenz und zwei Tropfen der Lavendel-Essenz in das neutrale Öl. Auch hier wieder: kräftig durchschütteln!

Phyto-Neutral-Körperöl
Geben Sie 12 Tropfen der Essenz in eine 100-Milliliter-Flasche oder 24 Tropfen in eine 200-Milliliter-Flasche mit neutralem Öl. Schütteln Sie die Mischung kräftig durch!

Bio-Neutral-Ölbad
Geben Sie 24 bis 48 Tropfen der Essenz in eine 200 Milliliter-Flasche mit neutralem Öl und schütteln sie kräftig durch. Das rückfettende, wasserlösliche Öl hinterläßt keinen Rand in der Wanne.
Durch einen hautpflegenden Lösungsvermittler wird das hochwertige ätherische Öl wasserlöslich gemacht, so daß es im warmen Wasser leicht in die Haut eindringen kann. Das Bad, dem Sie ein Badarom beigeben, schäumt nicht.
Sie können die Badarome bei einem Voll-, Hand- oder Fußbad verwenden oder sie beim Duschen auf die nasse Haut auftragen. Für ein Vollbad verwenden Sie etwa eine volle Verschlußkappe des Badaroms, wobei Sie es erst nach dem Einlaufen des Wassers beigeben sollten; so kann das Aroma voll zur Entfaltung kommen.

Phyto-Neutral-Lotion (Duftwasser)
Träufeln Sie 12 Tropfen der Essenz in eine 100 Milliliter-Flasche oder 24 Tropfen in eine 200-Milliliter-Flasche mit Phyto-Neutral-Lotion und schütteln sie kräftig.
Die Duft-Lotion dient zur Parfümierung oder zur Einreibung. Verwenden Sie die Duft-Lotionen wie ein Eau de Cologne zur Erfrischung und Reinigung der Haut, vor allem auf Reisen. Bei heißem oder schwülem Wetter wirkt beispielsweise die Duft-Lotion der Pfefferminze, des Eukalyptus oder der Zitrone angenehm kühlend.

Verschiedene Essenzen in einem Präparat
Sie können auch mehrere Essenzen in einem neutralen Präparat miteinander mischen. Es sollten aber nicht mehr als drei Essenzen sein, da Sie sonst die Kontrolle über die Wirkung der Essenzen verlieren. So können Sie sich ein Körperöl mischen, in dem sowohl ein Blütenöl, ein Blattöl als auch ein Wurzelöl zur Wirkung kommen. Mischen Sie beispielsweise 12 Tropfen der Zitronenschalen-Essenz, 12 Tropfen der Rosmarin-Essenz und 12 Tropfen der Sandelholz-Essenz in eine 200-Milliliter-Flasche mit Phyto-Neutral-Körperöl, so bekommen Sie ein kreislaufanregendes, aktivierendes Körperöl.

Bei der Mischung verschiedener Essenzen halten Sie sich bitte an die Dosierung der Tropfen, wie sie bei der Mischung mit einer Essenz angegeben ist.

So finden Sie »Ihre« Essenz

Vertrauen Sie dem Duft

Die erste und »verläßlichste« Wirkung einer Essenz geht über die Nase. Wenn Sie also die Möglichkeit haben, in einem Fachgeschäft, auf einem Markt oder bei anderen Gelegenheiten an den in diesem Buch beschriebenen Heilkräuter-Essenzen zu riechen, werden Sie schnell »Ihre« Essenz gefunden haben. Denn die Essenz, deren Duft Sie spontan gerne riechen, ist auch die richtige für Sie. Ihr Körper, Ihre Seele, Ihr Geist signalisieren Ihnen beinahe augenblicklich durch das Gefühl, das Sie beim Riechen haben, welche Essenz Ihnen auf dem Weg zu einer gesunden, ausgereiften Persönlichkeit nützlich sein kann.

Wenn »Ihnen etwas fehlt«

Diese »Regel« gilt auch bei Erkrankungen: Die Erfahrung hat gezeigt, daß eine seelische oder organische Störung Ihre Neigung gerade zu der Essenz erhöht, die helfen kann, diese Schwäche oder Störung zu beseitigen. So kann es sein, daß Sie bei einer plötzlich auftretenden Beschwerde den Duft einer bestimmten Essenz überaus gerne riechen, obwohl Sie ihn noch wenige Tage zuvor abgelehnt haben.
Diese Reaktion gründet in einem »Selbstschutz-Mechanismus« unseres Organismus: Er empfindet das als wohltuend und »begehrenswert«, was ihm fehlt und ihm nützt.
Wenn Sie beispielsweise einen Freund besuchen, der zuhause krank im Bett liegt, fragen Sie ihn wahrscheinlich auch, was ihm fehlt. Tatsächlich ist diese Frage genau die richtige, denn immer wenn wir krank sind, fehlt uns etwas. Und dieses »etwas« gilt es herauszufinden, um gesund und »ganz« zu werden.

Der meditative Weg
Falls Sie keine Möglichkeit haben, an den Essenzen zu riechen, können Sie dennoch mit Hilfe dieses Ratgebers leicht zu »Ihrer« Essenz finden:

- Lesen Sie zunächst die Beschreibung jeder Pflanze und der Wirkungsweise ihrer Essenz sorgfältig durch.
- Wählen Sie dann die richtige Gruppe von Essenzen, also Wurzel-, Blatt- oder Blüten-Essenzen, in der Sie »Ihre« Essenz zu finden glauben. Studieren Sie dazu die Tabelle auf Seite 23 und erforschen Sie, welchen Bereich Ihres Körpers – Unterleib, Oberkörper oder Kopf – Sie als geschwächt empfinden oder wo Sie häufiger Beschwerden haben.
- Lesen Sie das Gedicht zu jeder Pflanze aus der gewählten Gruppe, und lassen Sie es meditativ auf sich wirken. Prüfen Sie gefühlsmäßig, ob der dargestellte Charakter der Pflanze zu Ihnen und zu Ihrem Problem paßt. Bei richtiger Wahl empfinden Sie schnell eine innere Zustimmung, die Sie jedoch nicht durch Überlegungen wieder verdecken sollten.
- Betrachten Sie auf meditative Weise das Foto zu der betreffenden Essenz.
- Lesen Sie nun die Beschreibung der Pflanze und der Wirkungsweise ihrer Essenz noch einmal sorgfältig durch, lassen Sie den Gesamteindruck von Gedicht, Foto und Beschreibung auf sich wirken.

Sie sollten jetzt mit sicherem Gefühl »Ihre« Essenz gefunden haben. In welcher Form Sie sie anwenden möchten, unterliegt ganz Ihren persönlichen Neigungen. Informationen über die Bezugsquelle der von Ihnen gewählten Essenz und ausführliche Angaben finden Sie auf Seite 93.
Die nun folgenden Beschreibungen von dreizehn Heilkräutern und der Wirkungsweise ihrer Essenzen habe ich in drei Gruppen gegliedert: Blütenöle, Blattöle und Wurzelöle. Diese drei Gruppen entsprechen der Wirkung der Essenzen auf den Kopf, den Oberkörper und den Unterleib – je nach dem Pflanzenorgan, aus dem die Essenz gewonnen wurde.

»Ihr« Wurzelöl
Wenn Sie nun ein Wurzelöl bevorzugen, sind die »Wurzel-Funktionen« Ihres Unterleibs wahrscheinlich nicht voll entwickelt; vielleicht fehlt Ihnen die Erdung in dem, was Sie tun, oder in der Art, wie Sie mit Ihrem Körper leben.

»Ihr« Blattöl
Wenn Sie sich nach gefühlvollem Umgang und warmherzigem Austausch mit anderen Menschen sehnen, wenn Sie Schwierigkeiten mit der Atmung, Kreislaufprobleme und manchmal ein enges Gefühl in der Brust haben, ist vielleicht Ihre »Blatt-Funktion« geschwächt. Dann werden Sie möglicherweise die Essenz des Rosmarin, des Lavendel, des Eukalyptus oder eine der anderen Blatt-Essenzen bevorzugen.

»Ihr« Blütenöl
Ist Ihre »Blüten-Funktion« unterentwickelt, sind Sie wahrscheinlich oft müde, niedergeschlagen und lustlos, können nachts wegen großer Nervosität nicht schlafen und sich tagsüber nur schlecht konzentrieren. Dann werden Sie höchstwahrscheinlich den Duft der Zitrone oder der Orange als am angenehmsten empfinden.

Zur Stärkung männlicher oder weiblicher Eigenschaften

Vielleicht sind Sie mit Ihrem »männlichen« Verhalten unzufrieden und finden, daß Sie Ihre »weiblichen« Eigenschaften vernachlässigen; auch wenn Sie sich eine weiche, samtige Haut wünschen, sollten Sie zu den Essenzen greifen, die weiblichen Charakter haben und die Bildung weiblicher Hormone anregen.
Vielleicht fehlt es Ihnen an Festigkeit, an Konzentrationskraft und innerer Spannung. Dann wird Ihnen mit großer Sicherheit eines der männlich betonten Öle zusagen, die die Bildung männlicher Hormone fördern.
In jedem Fall sollten Sie Ihrer spontanen Entscheidung, dem augenblicklichen Gefühl innerer Zustimmung trauen, um das für Sie richtige ätherische Öl herauszufinden.

Wichtig: Bei schwereren körperlichen Beschwerden oder seelischen Störungen sollten Sie stets den Arzt aufsuchen, der eine genaue Diagnose stellt und die für Sie passende Therapie vorschlägt. Sie können sich dann für eine naturheilkundliche Behandlung entscheiden und in Absprache mit Ihrem Arzt eine unterstützende Behandlung mit Heilkräuter-Essenzen durchführen. Lassen Sie sich die Diagnose Ihres Arztes erklären, und schlagen Sie in diesem Buch nach, welches ätherische Öl für eine begleitende Selbstbehandlung geeignet ist.

Die Blüten-Essenzen

Zitronenschalen-Essenz

(Oleum citri foliculi)

Der Zitronenbaum stammt ursprünglich aus dem schier endlosen zentralasiatischen Steppengürtel nördlich des Himalaja. In diesem sonnenreichen Trockengebiet boten in der Antike wasserreiche Oasen, die von halbseßhaften Nomadenstämmen bevölkert waren, beste Bedingungen zur Kultivierung von Nutzpflanzen wie der Zitronen. Bald entdeckten auch die hochzivilisierten Nachbarstaaten – die Inder, Chinesen und Perser – die erfrischenden Zitronenfrüchte und erwarben das Wissen um deren Anbau und Verwendung.
Von Persien aus brachten griechische und römische Kaufleute die Zitronenbäume nach Westen; heute sind sie im gesamten Mittelmeerraum zu finden.

Der klare, lichte Charakter der Zitronen-Essenz

Der klare, frische Duft der Zitronenschale birgt den Charakter der fernen Heimat der Zitrone in sich: die strahlende, aufweckende Kraft der Sonne, die unser »inneres Licht«, unser Bewußtsein aktiviert. Dieser Duft macht uns hellwach, regt uns geistig an, fördert unsere Konzentrationskraft, unser Bewußtsein und läßt uns das Leben lichter erscheinen und selbstbewußter leben. Die essenzhaltige Fruchtschale riecht sauer und hat eindeutig männlichen Charakter.

Welche Vorgänge in unserem Organismus unterstützt das Zitronenschalenöl?

Alle unsere Sinnesorgane sind im Grunde genommen »Bewußtseinsorgane«, also Organe, durch die wir unser Bewußtsein von der Umwelt erlangen: Die Augen geben uns über das Licht und die Farben ein Bild von der Umgebung; die Ohren lassen uns teilhaben an der Welt der Töne; über die Nase werden wir uns der Welt der Düfte bewußt; der Mund läßt uns die Nahrung schmecken; über die Haut fühlen und begreifen wir die Dinge der Außenwelt. Alle diese sensiblen Funktionen werden durch das Zitronenschalenöl angeregt. Zudem aktiviert es eine sechste Sinnesorgan-Funktion, die in

Zitrone

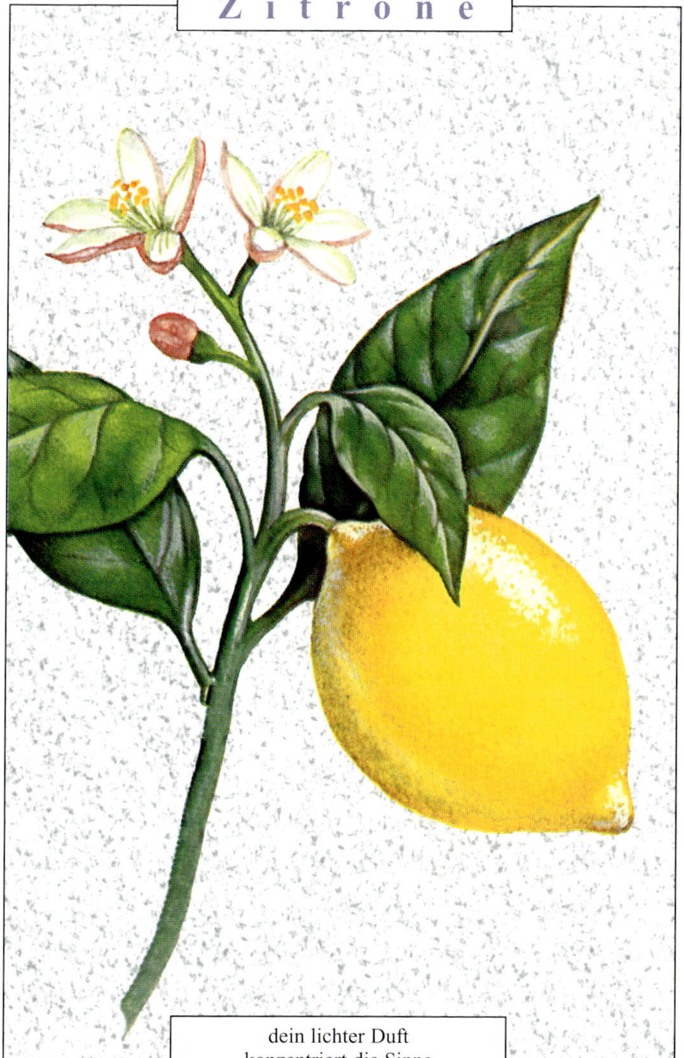

dein lichter Duft
konzentriert die Sinne
und festigt die Seele.

Verbindung mit der Hirnanhangdrüse oder Hypophyse steht (⟶ Lexikon, Seite 92). Die Hypophyse ist »verantwortlich« für unser Selbstbewußtsein, also für das Bewußtsein, das wir von uns selbst und nicht, wie bei all den anderen Sinnesorganen, von unserer Umgebung haben. Dieses Sinnesorgan richtet sich auf unser Inneres, eben auf uns selbst. (Eine ausführliche Darstellung der Entdeckung der Hirnanhangdrüse als sechstes Sinnesorgan ist in meinem Buch »Gesunde Haut mit Heilkräuter-Essenzen«, Heidelberg 1989, gegeben.)

Das Zitronenschalenöl, das alle diese Sinnesorgane anregt, steigert unser Selbstbewußtsein und führt uns dahin, Licht, Töne, Düfte und andere Sinnesreize bewußter wahrzunehmen.

In diesem Sinne stärkt der Zitronenduft unsere Individualität, macht uns strahlend und tatkräftig. Die Persönlichkeit wird gefestigt, und wir gewinnen mehr Selbstvertrauen. Die Zitrone konzentriert unser Wesen, wir werden verantwortungsbewußter und risikofreudiger. Auf der körperlichen Ebene werden der Verbrennungs- und Abbaustoffwechsel (⟶ Lexikon, Seite 92) verstärkt, wodurch sich der Verbrauch von Sauerstoff erhöht. Die Folge davon ist, daß der Blutkreislauf, der den Sauerstoff in die Zellen bringt, mehr »gefordert« wird und Giftstoffe schneller abtransportiert werden. Zudem aktiviert das Öl die weißen Blutkörperchen und führt zu einer vermehrten Bildung roter Blutkörperchen, indem es die Regenerations- und Teilungsvorgänge der blutbildenden Zellen beschleunigt. Auf diese Weise werden der Kreislauf und die Abwehrkräfte angeregt. Zusätzlich stärkt die Zitronen-Essenz über die Anregung der Produktion männnlicher Geschlechtshormone, der Androgene, die männlichen Eigenschaften sowohl beim Mann als auch bei der Frau.

Praktische Anwendung

Die geistig erfrischende und erneuernde Zitronenschalen-Essenz kann helfen bei depressiven Verstimmungen, bei Resignation, mangelndem Selbstwertgefühl und Mutlosigkeit, bei niedrigem Blutdruck und mangelnder Durchblutung des

Kopfes. Sie empfiehlt sich auch bei Konzentrationsmangel, Gedächtnisschwäche und Vergeßlichkeit.
Die Einreibung des ganzen Körpers oder einzelner Hautpartien mit Zitronenschalenöl empfiehlt sich zur Pflege der Oberhaut, bei empfindlicher Haut, bei zu dünner Hornschicht und erweiterten Äderchen.
Als Sonnenschutzöl fördert es die Bräunung, erhöht die Schweiß- und Talgdrüsen-Sekretion bei zu trockener und spröder Haut und stärkt die Abwehrfunktion der Haut gegen Krankheitserreger sowie gegen Pilze und Bakterien; zudem werden die Hornhaut, die Haare und die Nägel gefestigt (Fertigpräparate: Zitronenschalen-Essenz, Dermarom-Zitrone; ⟶ Seite 28).
Die ungespritzte Zitronenschale eignet sich auch gut als Gewürz.

Indikationen

- Depressive Verstimmung, Resignation, Mutlosigkeit
- Niedriger Blutdruck
- Mangelnde Durchblutung des Kopfes
- Konzentrationsschwierigkeit
- Gedächtnisschwäche

Orangenschalen-Essenz

(Oleum aurantii dulcis, foliculi)

Es gibt zwei Arten von Orangenbäumen: die süße Orange und die bittere Orange, die auch »Pomeranze« genannt wird. Obwohl man aus den weißen Blüten der Bitterorange ebenfalls eine Essenz gewinnen kann (das teure Neroliöl), arbeite ich mit der Essenz der süßen Orange, die aus den Fruchtschalen gewonnen wird.

Kleine Kulturgeschichte der süßen Orange

Ursprünglich stammt die süße Orange aus China, wo die Orangenbäume schon um 1000 v. Chr. in Plantagen angebaut wurden.

Ihr fernöstliches Herkunftsland gab der Orange oder Apfelsine auch ihren Namen: »Apfelsine« bedeutet »chinesischer Apfel«, wobei »sine« eine Abkürzung des lateinischen Artnamens »Citrus sinensis« (lat. sinensis = chinesisch) ist. Portugiesische Seefahrer brachten wahrscheinlich im 12. Jahrhundert die ersten Orangenbäume aus Ostindien, wohin sie im Zuge der verschiedenen Reichsbildungen in Ostasien gelangt waren, nach Europa. Wie in Asien wurden die Blüten und Früchte auch hier schon bald zur Aromatisierung von Kleidung und Räumen und in der kosmetischen Hautpflege verwendet.
Nicht nur als Küchengewürz waren die Früchte sehr begehrt – schnell fand man heraus, daß das ätherische Öl, das aus den Schalen gewonnen wurde, eine beruhigende Wirkung auf den Darm und auf das Nervensystem hat.

Der weibliche Charakter der Orangen-Essenz

Die Essenz der süßen Orange, die aus den Schalen gewonnen wird, riecht süß und mild: Sie hat stark weiblichen Charakter. Fördert die Zitrone die »männliche« Konzentration, den Intellekt, so stärkt die Orange die »weibliche« Eingebung, die Intuition, beim Mann wie bei der Frau.

Welche Vorgänge in unserem Organismus unterstützt die Orangen-Essenz?

Die Orange hat ganz allgemein eine anregende und belebende Wirkung auf den gesamten Aufbaustoffwechsel (→ Lexikon, Seite 92) unseres Organismus. Diese anregende Wirkung bemerkt jeder sofort, dem der Duft einer Orange in die Nase steigt. Versuchen Sie einmal, sich an den intensiven Duft der ersten Winterorangen zu erinnern – stellt sich mit dieser Erinnerung nicht zugleich auch ein Gefühl der Entspannung und Befreiung ein? – Beobachten Sie doch einmal Ihre Reaktion!
Die Orangen-Essenz weitet die Blutgefäße, so daß die Nährstoff- und Wasserversorgung der Zellen gefördert wird und die Flüssigkeitszirkulation in den Geweben zunimmt. Zellen und Gewebe bauen sich auf, gewissermaßen quellen und

O r a n g e

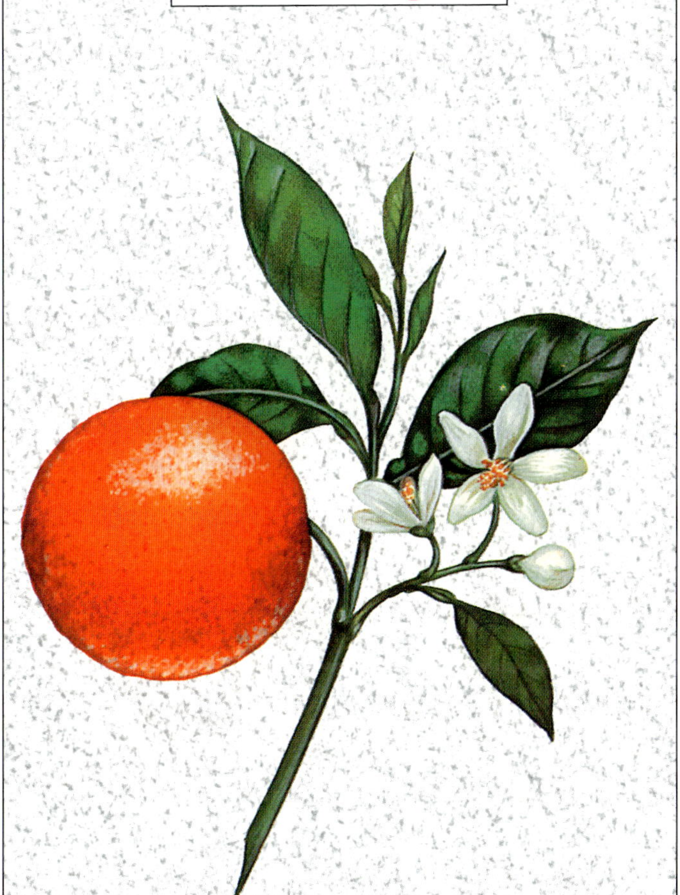

dein golden-süßer Duft
besänftigt die Sinne
und öffnet die Seele.

schwellen sie an. Diesen Zustand werden Sie als entspannend, wohltuend und angenehm erleben.
Auch die Muskulatur der Eingeweide, vor allem die des Darms, der Blase, der Gebärmutter und der Eileiter, entspannt und beruhigt sich. Insgesamt hat dieses Öl eine überaus krampflösende Wirkung.
Ich habe immer wieder beobachtet, daß das Öl gerade geistig sehr stark ausgeprägten Persönlichkeiten geholfen hat, eine bewußte Beziehung zu ihrem so angenehm duftenden Körper aufzunehmen: Haltung und Bewegung werden gelöster und freier. So harmonisiert das Öl auch die eigenen Gefühle und söhnt uns mit körperlichen »Mängeln« und »Unvollkommenheiten« aus.
Sie werden es erleben – wenn Sie einmal in sich zurückgezogen, enttäuscht und verbittert sind, so wirbt die Orange für eine neue, befreiende, lebensfrohe Aufgeschlossenheit.

Praktische Anwendung
Der Duft der Orange wirkt sofort lösend und entkrampfend bei Verspannungen im Körper, bei überreiztem Magen, bei Verdauungsstörungen, aber auch bei Verkrampfungen seelisch-geistiger Art. Wählen Sie die Orangen-Essenz bei allen nervösen Störungen, bei Schlafstörungen wie der Schwierigkeit, einzuschlafen oder durchzuschlafen.
Die Anwendung der Orangenschalen-Essenz empfiehlt sich, wenn Sie nervlich erschöpft und überlastet sind, wenn Ihre Lebensfreude aus irgendeinem Grund getrübt ist und Enttäuschung sich breitmacht.
War die Zitrone durch ihre festigende Wirkung auf die Eingeweidemuskulatur und auf die Muskulatur der Blutgefäße blutdruckanregend, so hat die Orange blutdrucksenkende Eigenschaften. Die Blutversorgung des Kopfes mit seinen Sinnesorganen und des Gehirns wird verbessert, die Kopforgane regenerieren sich. Die Orange kann daher auch Kopfschmerzen lösen helfen, die auf Verspannungen und Verkrampfungen im Kopf zurückzuführen sind.
Ein Bad mit Orangenschalenöl am Abend kann sich sehr heilsam auswirken (⟶ Seite 27).

Orangenschalenöl hat auch schmerzlindernde Eigenschaften, zum Beispiel bei Ohrenschmerzen: Stecken Sie sich mit Dermarom-Orange leicht getränkte Wattepfropfen in die Gehörgänge.
Das Orangenschalenöl eignet sich zur Pflege der Oberhaut, bei harter, spröder oder rissiger Haut. Es beschleunigt das Abheilen von Wunden und vermindert die Narbenbildung; das Öl ist auch zur Behandlung von altem, hartem, schmerzendem Narbengewebe geeignet. Im allgemeinen macht es die Haut samtig und weich. Nach einem Sonnenbad fördert es die Pigmentbildung und beruhigt eine übersteigerte Sekretabsonderung der Talg- und Schweißdrüsen wie bei der Akne (Fertigpräparate: Orangenschalen-Essenz, Dermarom-Orange; → Seite 28).
Die ungespritzten Schalen finden als Küchengewürz, vor allem bei Nachspeisen, bevorzugt Verwendung.

Indikationen

- Verspannungen, Verkrampfungen

(Nervöse Beschwerden, Schlafstörungen, Bluthochdruck, Kopfschmerzen, Ohrenschmerzen, Schmerzen bei der Monatsblutung)

- Harte, spröde, rissige Haut
- Narbenbildung
- Akne

Die Blatt-Essenzen

Kiefernadel-Essenz

(Oleum pini sylvestris)

Mit ihren kräftigen, rotbraun geschuppten Stämmen und den mächtigen schirmförmigen Kronen zählt die Waldkiefer zu den größten Bäumen in Nordeuropa. Neben der Waldkiefer gibt es verschiedene Kiefernarten, deren ätherisches Öl in ähnlicher Weise wirkt wie das der Waldkiefer. Festigkeit, Größe und Härte sind die »Thematik« dieses hochstämmigen Pfahlwurzlers und die Wirkungsmerkmale seiner Essenz, die durch Wasserdampf-Destillation aus den Nadeln und Zapfen gewonnen wird.

Kleine Kulturgeschichte des Kiefernadelöls

Seit geschichtlicher Zeit wurde das Öl der Latschenkiefer von Bergvölkern vielfach als Heilmittel genützt: Es fand Verwendung als Sonnenschutzöl, zur Behandlung der Atemwege, aber auch als desinfizierendes und heilendes Wundöl bei Verstauchungen, Quetschungen und Verrenkungen.
Das ätherische Öl der Bergkiefer (Pinus montana), auch Legföhre oder Krüppelkiefer genannt, wurde vor allem in den höheren Regionen des europäischen Mittelgebirges sehr geschätzt. Wie alle Bäume ist auch die Kiefer heute allerdings durch die Übersäuerung des Bodens und dem damit verbundenen Waldsterben sehr bedroht.

Der harte, zusammenziehende Charakter der Kiefernadel-Essenz

Wie der Thymian (⟶ Seite 68) riecht die Waldkiefer leicht teerartig, ist aber heller und frischer in der Note. Auch ihre sauer bis bitter schmeckenden, harten und spitzen Nadeln weisen auf den männlichen Charakter der Essenz.
Die Form der Blätter ist nun von Pflanze zu Pflanze sehr verschieden; sie kann breit sein wie beim Bananenbaum oder schmal wie bei den Nadelbäumen. In der Form der Blätter drückt sich gewissermaßen der Charakter der jeweiligen Pflanze aus, der auch die Heilwirkung ihrer Essenz prägt. Im Fall der sauren, harten und spitz »zusammengezogenen«

Kiefernadel

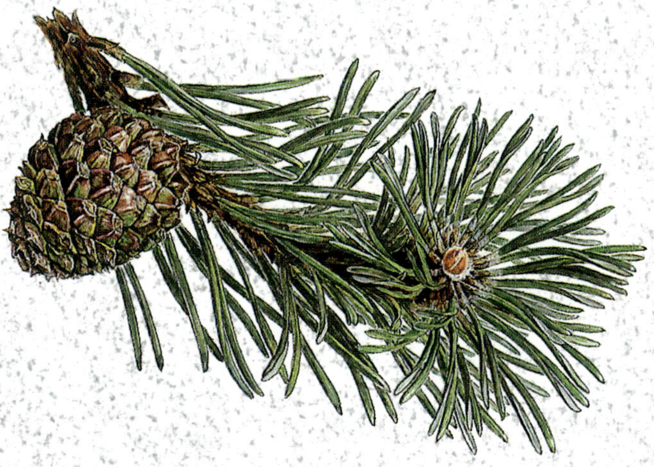

dein harzig-herber Duft
kräftigt den Atem
und beruhigt den Husten
mit gütiger Strenge.

Kiefernadeln zeigt sich deutlich die zusammenziehende, festigende Wirkung, die das Kiefernadelöl auf unseren Organismus, vor allem auf den Atemtrakt ausübt.

Welche Vorgänge in unserem Organismus unterstützt das Kiefernadelöl?

Wie das Eukalyptusöl gehört das Kiefernadelöl zu den wichtigsten Ölen, die unsere Atemwege zu stärken vermögen.
Unsere Lunge macht zwei unterschiedliche Bewegungen: Sie vergrößert und weitet sich bei der Einatmung durch die Aufnahme der Atemluft; beim Ausatmen verkleinert sich die Lunge, sie zieht sich wieder zusammen. Das Kiefernadelöl unterstützt durch seine zusammenziehenden Eigenschaften den Vorgang der Ausatmung; zugleich verstärkt es das Abhusten.
Beim Husten wird die Ausatmung krampfartig, wodurch ein Zuviel an Schleim abgehustet und ausgeschieden werden kann; der Körper wird entgiftet und gereinigt. Bei Austrocknung der Schleimhäute dagegen wird durch den Husten (trockener Husten) die Schleimproduktion wieder angeregt und die Durchblutung des gesamten Atemtraktes erhöht.
Die Kiefernadel-Essenz unterstützt gewissermaßen die »Arbeit« des Hustens, indem sie die Schleimhäute stimuliert und die Atemmuskulatur stärkt. Auf diese Weise wirkt die Essenz hustenstillend und stärkend auf die Schleimabsonderung, die vor allem bei »trockenen« Entzündungen der Bronchien, des Rippen-, Bauch- und Lungenfells wichtig ist. Es läßt sich daher leicht verstehen, daß Menschen, die unter Lungenschwäche oder Lungenkrankheiten leiden, sich in der Nähe von Kiefernwäldern, in der Bergluft von Davos beispielsweise, gut erholen.

Praktische Anwendung

Kiefernadelöl ist zu empfehlen bei allen »trockenen« Verläufen von Atemwegserkrankungen und bei Erkältungen.
Zur besseren Durchblutung und Entgiftung der Haut, vor allem bei Rauchern, ist die Einreibung des ganzen Körpers oder nur einzelner Körperbereiche mit Kiefernadelöl ratsam.

Das Öl empfiehlt sich auch zur Behandlung von Insektenstichen, zur Anregung der Schweiß- und Talgdrüsenfunktion von trockener und empfindlicher Haut sowie zur Pflege der Oberhaut, als Sonnenschutz und bei Brandverletzungen mit Blasenbildung.
Trinken Sie zur innerlichen Anwendung 12 Tropfen des Aquaroms-Kiefernadel auf eine Tasse heißes Wasser vor den Mahlzeiten (Fertigpräparate: Kiefernadel-Essenz, Dermarom-Kiefernadel, Aquarom-Kiefernadel; → Seite 28).

Indikationen
- Erkältungen
- Trockener Husten
- Brandverletzungen mit Blasenbildung
- Lungenschwäche

Eukalyptus-Essenz
(Oleum eucalypti globuli)

Heute gibt es auf der Erde über 500 Arten des Eukalyptus-Baumes. Der Eukalyptus globulus (lat. globulus = rund; diesen Namen erhielt der Baum wegen seiner kugelförmigen Jugendblätter), dessen Essenz ich Ihnen hier vorstellen möchte, hat zunächst rundliche, dann sichelförmige, bläulichgrün gestreifte Blätter, was dem Baum in seiner australischen Heimat den Namen »Blaugummibaum« (blue gum tree) eintrug.
Eigenartig an diesem Baum ist seine ölhaltige Frucht – eine harte, verwachsene Blattknospe, in die sich die Samenanlage mit den Staubgefäßen gesenkt hat. Diese Frucht ist völlig ummantelt und wird mit einem Deckel aus Blütenkronblättern verschlossen (von der Form der Frucht stammt auch der Name: griech. eu calyptus = wohl bedeckt). Beim Aufblühen bläht sich diese Blütenknospe zu einer erbsengroßen »Blase« auf, bis sie schließlich platzt, den Deckel abwirft, und die hellen Staubgefäße sich wie ein Federbusch entfalten.

Kleine Kulturgeschichte des Eukalyptus

Die Eukalyptus-Bäume wuchsen ursprünglich nur im Süden Australiens und in Tasmanien. Heute wächst der Baum, der zu den größten der Erde zählt, auch in den Mittelmeerländern Portugal, Spanien und Italien und hat sich dort einen Namen als »Fieberbaum« gemacht. Bis zum Ende des vorigen Jahrhunderts legte man mit seiner Hilfe Sümpfe trocken und entzog damit den Malaria-Mücken den Lebensraum, denn dieser große, schnell wachsende Baum braucht zum Leben enorme Mengen an Wasser. Die Essenz der Eukalyptus-Bäume wurde schon vor Jahrtausenden von den australischen Einheimischen zu vielen Zwecken verwendet. Die britischen Siedler in Australien übernahmen Teile dieses Wissens, entwickelten aber auch eigene Kenntnisse. Heute werden Eukalyptus-Essenzen unter anderem als Sonnenschutzöl, als Wundöl, zur Behandlung von Erkältungen und Fieber angewendet.

Der weiche, entspannende Charakter des Eukalyptusöls

Der Charakter des Eukalyptusöls läßt sich an drei ökologischen »Verhaltensweisen« des Eukalyptus-Baumes erkennen. Der Vorgang, den die Blütenknospen bei der Reifung durchmachen, ähnelt der Einatmung, bei der die Lungenbläschen sich weiten und aufblasen; der Baum saugt große Mengen Wasser auf, und sein Holz ist außerordentlich widerstandsfähig gegen Fäulnis, gegen zersetzende Bakterien und Keime. Die Eukalyptus-Essenz, deren weicher, minzartiger, süßer Duft »weiblichen« Charakter hat, wirkt also entspannend, »entwässernd«, stark antiseptisch oder keimtötend und daher fiebersenkend (»Fieberbaum«).

Welche Vorgänge in unserem Organismus unterstützt das Eukalyptusöl?

Das Eukalyptusöl gehört wie das Kiefernadelöl zu den wichtigsten Ölen, die unsere Atemwege stärken.
Während das Kiefernadelöl (→ Seite 44) die Ausatmung fördert, unterstützt das Eukalyptusöl die Einatmung. Das Euka-

Eukalyptus

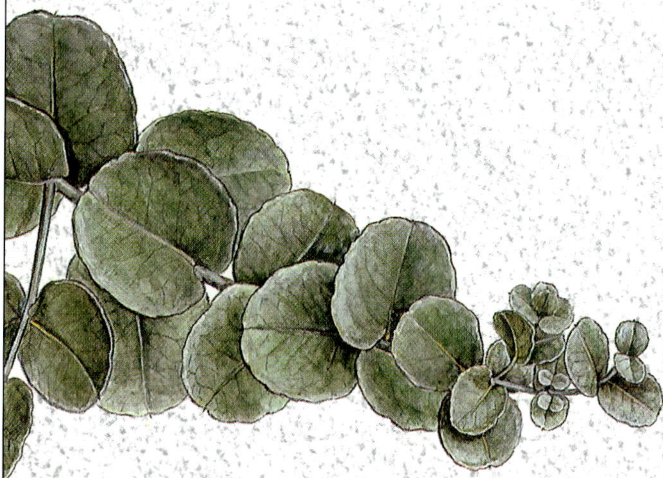

grün, süß und frisch
füllst du befreiend meine Lungen
und bringst Sauerstoff
in alle Zellen.

lyptusöl entspannt und weitet die Muskulatur der Luftröhre, der Bronchien und der Lunge und senkt zugleich den Blutdruck in den Lungen. Durch die Weitung der Lungenbläschen kann das Blut, das in den Lungen zirkuliert, vermehrt Sauerstoff aufnehmen und ihn an die Zellen des gesamten Organismus abgeben.
Auch die fiebersenkende Eigenschaft der Eukalyptus-Essenz erklärt sich aus der vermehrten Sauerstoffversorgung: Die Verbrennung im Organismus erhöht sich. Dadurch werden Krankheitserreger und Giftstoffe vernichtet (⟶ Seite 52, Lemongras-Essenz), wie dies bei »natürlichem« Fieber auch der Fall ist. Die Wirkstoffe der Eukalyptus-Essenz entlasten gewissermaßen den Körper bei der Anstrengung, Fieber zu erzeugen, indem sie die »Aufgabe« des Fiebers unterstützen und zur Vernichtung von Krankheitserregern beitragen – das Fieber sinkt.

Praktische Anwendung
Bei entzündeten Nasen-Schleimhäuten mit einer Überproduktion von Schleim, was gemeinhin als Schupfen bezeichnet wird, dämpft das Eukalyptusöl nicht nur die Schleimbildung, sondern erhöht zugleich die Aufsaugkraft der Schleimhäute. Das Eukalyptusöl legt bei einem Schnupfen gewissermaßen die »inneren Sümpfe« trocken und senkt gleichzeitig das Fieber. Zudem hat das Eukalyptusöl eine stark antiseptische, keimtötende Wirkung auf die Atemwege.
Im allgemeinen hat sich diese Essenz als eines der besten Mittel zur Vorbeugung von Katarrhen der Atemwege erwiesen, zur Behandlung von Nebenhöhlen-Entzündungen (Sinusitis) und allen »naß« verlaufenden Entzündungen des Bauch-, Brust-, Rippen- und Lungenfells.
Wer einmal den Duft der Eukalyptus-Essenz unvorbereitet gerochen hat, spürt sofort deren befreiende Wirkung und atmet unwillkürlich tiefer ein.
Für Asthmatiker, deren Atemwege, oft verbunden mit Angst- und Erstickungsgefühlen, sich verkrampfen, kann die Entspannung der Atemmuskulatur und die Senkung des Blutdrucks eine große Hilfe sein.

Die Einreibung des ganzen Körpers oder nur einzelner Körperbereiche mit Eukalyptusöl verbessert die Sauerstoffversorgung der Haut, wirkt erfrischend, fördert die Heilung von Wunden, auch von Brandverletzungen, beschleunigt die Bräunung der Haut in der Sonne, erhöht die Zellatmung, dämpft eine gesteigerte Hautdrüsentätigkeit und macht die Haut weich.
Es empfiehlt sich außerdem, das Aquarom-Eukalyptus heiß zu trinken (Fertigpräparate: Eukalyptus-Essenz, Dermarom-Eukalyptus, Aquarom-Eukalyptus; → Seite 28).

Indikationen
- Schnupfen, Erkältungen
- Asthma
- Fieber
- Erkrankungen der Atemwege

Lemongras-Essenz
(Oleum andropogonis citrati indicum occidentale)

Das Lemongras ist ein enger Verwandter unserer einheimischen Gräser. Es wächst aber nicht in einzelnen Halmen, sondern in großen, breitblättrigen Büscheln. Wenn Sie die Blätter dieses Grases zwischen den Fingern verreiben, entströmt ihnen ein erfrischender, herber Duft, der stark an den Duft der Zitrone erinnert, jedoch etwas »dumpfer« oder »dunkler« ist als das Zitronen-Aroma. Das Lemongras, das daher auch Zitronengras genannt wird (engl. lemon = Zitrone), braucht wie die Zitrone sehr viel Wärme, vor allem aber Licht, um sich zu entwickeln.

Kleine Kulturgeschichte des Lemongrases
Die Heimat des Lemongrases ist ursprünglich das heiße, trockene Hochland Ostindiens, wo das Lemongras als Heilpflanze eine alte Tradition in der Volksmedizin hat: Es wurde bei auftretenden Infektionskrankheiten wie der Cholera, aber auch bei drohenden Infekten zur Vorbeugung gegen eine

Ansteckung verwendet. So wusch man auch vor und nach einer Entbindung den Körper der Mutter mit Lemongraswasser.
Heute wird das Gras in den tropischen Teilen Indiens und zahlreichen anderen äquatornahen Ländern angebaut. Obwohl das Lemongras weiterhin medizinische Bedeutung hat, findet es auch in der Küche dieser Länder verbreitete Verwendung. Man trinkt den aus den Halmen aufgegossenen Tee, nutzt die Halme als Küchengewürz und bereitet aus ihnen – vor allem in Thailand und Vietnam – eine Suppe, die eine überaus anregende Wirkung auf die Verdauung hat.

Der »Feuer-Charakter« der Lemongras-Essenz

Es scheint als würde das Lemongras die Licht- und Wärmeenergien der brennenden Tropensonne aufnehmen und speichern, denn die Essenz dieses Grases fördert die Verbrennung im menschlichen Organismus und sorgt damit für eine Erneuerung und Verjüngung der Zellen und des Gewebes.
Auch der sehr scharfe Geschmack und der brennende Geruch dieser Essenz haben eindeutig »Feuer-Charakter«: Die Essenz brennt auf den Schleimhäuten »wie Feuer« und gehört mit ihrem stark männlichen Charakter zu den aggressivsten ätherischen Ölen.

Welche Vorgänge in unserem Organismus unterstützt die Lemongras-Essenz?

Wenn etwas Stoffliches, zum Beispiel Holz, Feuer fängt und verbrennt, wandelt es sich, bei reichlichem Verbrauch von Sauerstoff, vollkommen in seiner stofflichen Zusammensetzung: So verbrennt Holz – unter beträchtlicher Licht- Wärme- und Rauchentwicklung – zu Asche.
Ein ähnlicher Vorgang findet im Stoffwechsel unseres Körpers statt, und die Lemongras-Essenz unterstützt ihn. Die roten Blutkörperchen in unserem Blut werden in der Lunge mit Sauerstoff angereichert und tragen anschließend diesen Sauerstoff in die Zellen des Körpers. Gewissermaßen »brennen« die roten Blutkörperchen immerzu, da sie sich stets aufs neue mit Sauerstoff verbinden. Die Lemongras-Essenz

Lemongras

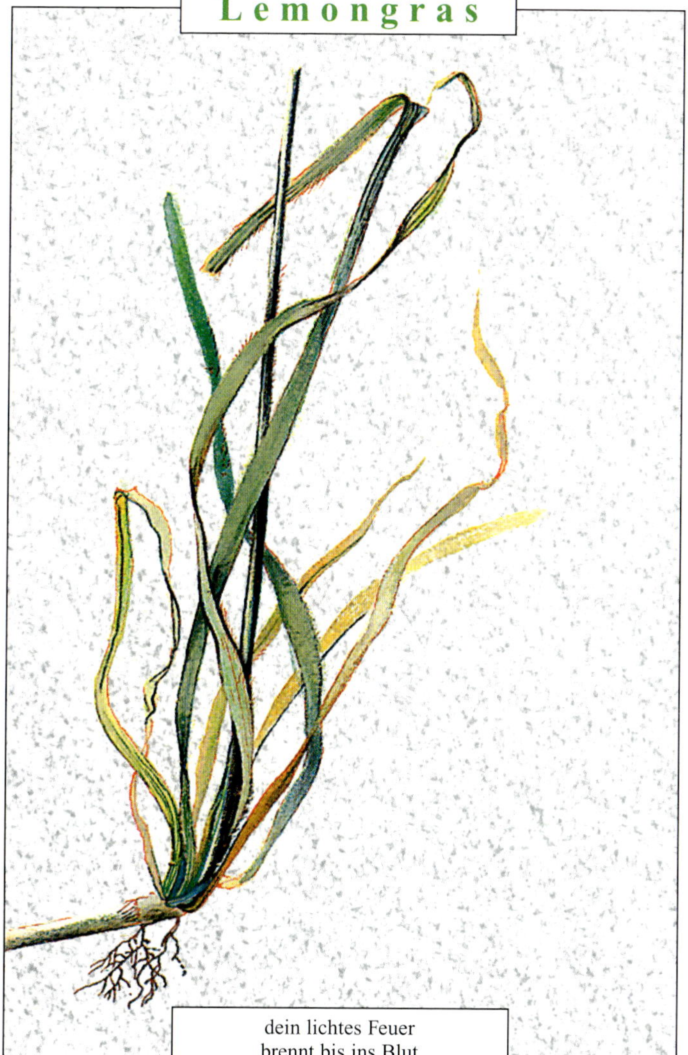

dein lichtes Feuer
brennt bis ins Blut
reinigt und festigt die Gewebe
bis in die Zellen.

»feuert« nun die Funktion der roten Blutkörperchen als Sauerstoff-Transporteure geradezu an, indem es ihnen die Aufnahme von Sauerstoff erleichtert. Nach einigen Tagen sind die roten Blutkörperchen ausgebrannt und werden – unter starker Sauerstoffzufuhr durch frische rote Blutkörperchen – in der Milz abgebaut. Bei diesem Verbrennungsprozeß in der Milz, der mit einem reinigenden Feuer zu vergleichen ist, werden aber nicht nur die verbrauchten roten Blutkörperchen abgebaut, sondern darüber hinaus Verunreinigungen im Blut wie Gifte, Bakterien und Zelltrümmer. Wird der Milz nun zu wenig Sauerstoff zugeführt, geschieht der Abbau von Verunreinigungen im Blut nur teilweise.
Die Essenz des Lemongrases unterstützt also den Prozeß in der Milz, durch den das Blut ständig gereinigt und erneuert wird. In der Folge davon wirkt die Essenz ungemein straffend, stärkend und festigend auf das gesamte Bindegewebe des Körpers wie Muskeln, Sehnen, Bänder, Knorpel und Unterhaut. Auch dies hat mit der vermehrten Sauerstoffanreicherung im Blut zu tun, denn verunreinigtes Blut enthält Schlakken, die sich in den Zellen und Blutgefäßen ablagern und zu einer Erschlaffung und Ermüdung des Bindegewebes führen. Sauerstoffreiches Blut schwemmt alte Schlacken aus, strafft und reinigt das Gewebe.

Praktische Anwendung

Bei äußerer Anwendung können Sie die Essenz als Badezusatz (⟶ Seite 31), als Parfüm (⟶ Seite 31) oder zur Einreibung des ganzen Körpers oder nur einzelner Körperteile (Dermarom) verwenden: Sie regt die Durchblutung an und hilft bei Blutergüssen, Quetschungen, Prellungen, Verstauchungen, Gefäßerweiterungen, Krampfadern, bei Haut- und Nagelpilz und zur Behandlung von Warzen, indem es altes Blut, Wasser und Lymphe durch ihre zusammenziehende Wirkung leichter aus dem Gewebe abfließen läßt. Der Bildung von Schwangerschaftsstreifen kann mit Hilfe des Öls gut vorgebeugt werden. Auch zur Abwehr stechender Insekten hat sich das Öl bewährt.

Bei innerer Anwendung empfiehlt sich das Aquarom-Lemongras (Fertigpräparate: Lemongras-Essenz, Dermarom-Lemongras, Aquarom-Lemongras; → Seite 28).

Indikationen

- Schlechte Durchblutung der Haut
- Blutergüsse
- Quetschungen, Prellungen
- Verstauchungen
- Schwaches Bindegewebe
- Gefäßerweiterungen
- Krampfadern
- Haut- und Nagelpilz
- Warzen
- Schwangerschaftsstreifen

Pfefferminz-Essenz

(Oleum menthae piperitae)

Es gibt auf der Erde etwa 20 verschiedene Arten der Minze. Unsere Pfefferminze ist ein Mischling aus der Rundblättrigen Minze (Mentha rotundifolia), der Grünen Minze (Mentha spicata) und der Wasserminze (Mentha aquatica). Der Name »Pfeffer«-Minze (Mentha piperita) leitet sich von dem beißend-scharfen, pfefferartigen Geschmack der Blätter dieser Minzenart her.

Kleine Kulturgeschichte der Minze

Schon die Ägypter verwendeten Minztee, um Bauchschmerzen zu kurieren; die Blätter gaben sie mit in die Pharaonengräber. Auch im alten China und vor allem in Japan spielte die Minze in der medizinischen Behandlung sowie als Gewürz eine herausragende Rolle. Die Griechen und die Römer verwendeten die Essenz der im Mittelmeerraum heimischen Minze als Mittel gegen Kopfweh und Übelkeit, vor allem als »Katermittel« nach ausgiebigen Gelagen.

Karl der Große brachte die Pfefferminze im neunten Jahrhundert über die Alpen nach Deutschland, wo sie als Heilpflanze und als Gewürz in den Klostergärten kultiviert wurde.

Der »wäßrige« Charakter des Pfefferminzöls

Ist die Essenz des Lemongrases (⟶ Seite 51) eine »feurige« Essenz, so ist die Essenz der Pfefferminze eine »wäßrige« Essenz. Jeder kann spüren, wie die Lemongras-Essenz bei zu hoher Konzentration auf der Haut »feurig« brennt; die Essenz der Pfefferminze hingegen kühlt und erzeugt ein Frösteln am ganzen Körper. Der Duft dieser Essenz ist kühl, frisch und süßlich, was den »weiblichen« Charakter dieser Pflanze ausdrückt.

Welche Vorgänge in unserem Organismus unterstützt die Pfefferminz-Essenz?

Überall in unserem Körper gibt es Gewebswasser und Lymphflüssigkeit, die die Zellen mit Nährstoffen versorgen und von Giftstoffen befreien. Die Pfefferminz-Essenz fördert diesen Säftefluß im gesamten Körper – den Gewebswasser-Zustrom, den Abfluß der Lymphe (⟶ Lexikon, Seite 92) in den Lymphgefäßen, die Bildung von Verdauungssaft im Magen, im Dünndarm, in der Galle und der Bauchspeicheldrüse. Diese Eigenschaft beruht auf der erweiternden Wirkung, die das Pfefferminzöl auf die Muskulatur der Eingeweide und auf die Blutgefäße ausübt. Einerseits können so Sauerstoff und Nährstoffe vermehrt in die Zellen gelangen; andererseits kann das schlackenreiche Gewebswasser der Zellen leichter in die erweiterten Lymphgefäße abfließen.
Die Pfefferminz-Essenz wirkt »bewässernd« und »drainierend« oder »trocknend« zugleich: Ist der Säftestrom gewissermaßen versiegt, regt diese Essenz ihn wieder an; ist er gestaut, bringt die Essenz die Körperflüssigkeiten wieder zum Fließen. Es gibt in unserem Körper daher kaum ein Organ oder einen Gewebebereich, in dem sich die Essenz der Pfefferminze nicht wohltuend auswirken kann. Ihr Wirkungsschwerpunkt liegt allerdings auf den lymphatischen Organen und dem Kreislauf der Lymphflüssigkeit.

Pfefferminze

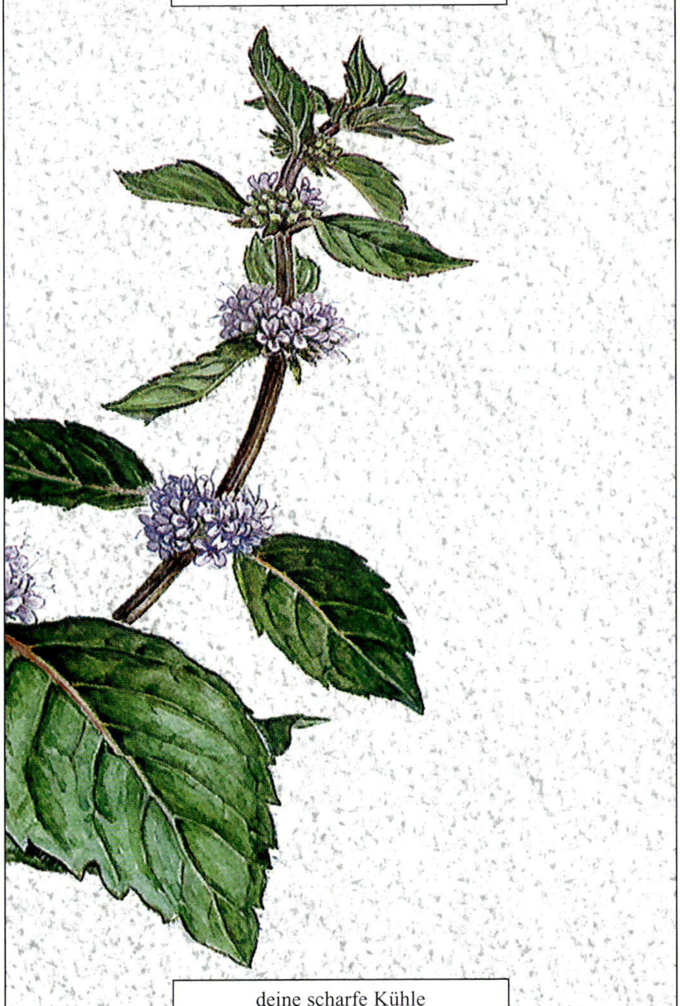

deine scharfe Kühle
schenkt meinem Körper neue Frische,
reinigt und erneuert ihn
wie klares, fließendes Wasser.

Das wichtigste lymphatische Organ des Blutkreislaufs ist die Milz, die im linken Oberbauch unter dem Zwerchfell liegt. Sie ist weich und schwammartig und kann viel Blut aufnehmen. Die Milz erfüllt eine wesentliche Abwehrfunktion im Körper, da in ihr das Blut gereinigt wird und Lymphzellen, auch »Freßzellen« (⟶ Lexikon, Seite 92) genannt, gebildet werden. Die Pfefferminz-Essenz entspannt die Muskulatur der Milz, wodurch diese mehr Blut aufnehmen und reinigen kann; zudem sorgt diese Essenz für eine vermehrte Bildung der Lymphzellen.
Weitere Organe des Abwehr-Systems sind die Lymphdrüsen, die als »Klärwerke« über den ganzen Körper verteilt sind, die Gaumen- und Rachen-Mandeln, die Darm-Mandeln, die die Darmbakterien kontrollieren und auch Lymphzellen bilden, der Blinddarm. Alle diese Organe werden durch die Hormone der Thymusdrüse (⟶ Lexikon, Seite 92), die über dem Herzen liegt, gesteuert. Das Pfefferminzöl regt die Thymusdrüse zu erhöhter Tätigkeit an. Zusammen mit der Milz bildet die Thymusdrüse das Zentrum des Abwehr- oder Immun-Systems des Körpers.
Die Essenz der Pfefferminze unterstützt also vor allem das Lymphsystem und stärkt so die Abwehrkräfte unseres Organismus.

Praktische Anwendung
Die Essenz der Pfefferminze zählt zu den beliebtesten volkstümlichen Mitteln gegen vielerlei Beschwerden.
Die entspannende und weitende Wirkung dieser Essenz auf die Muskulatur der inneren Organe macht sie zu einem guten vorbeugenden Mittel bei allen krampfartigen Schmerzen im Bauchraum – bei Übelkeit, bei Magen- und Darmkrämpfen, bei Gallenkoliken.
Bei Wasserstau im Gewebe (Ödeme) bringt die Essenz durch ihre gefäßerweiternde Wirkung auf die Lymphkapillaren (die Gefäße, in denen die Lymphflüssigkeit fließt) rasch Hilfe. Auch bei »dicken Beinen«, einer Lymphstauung, die vor allem an schwülwarmen Tagen, bei drückenden Hitze, langem Stehen, niedrigem Blutdruck oder bei Herz- und Kreislaufschwä-

che auftritt, wirkt die Essenz der Pfefferminze kühlend, abschwellend und sehr erfrischend.
Kopfschmerzen, die durch Lymph- und Blutstau entstehen, was Sie als ein Gefühl von »Gestaut-Sein« erleben, kann die Pfefferminz-Essenz lindern. Diese Essenz senkt nämlich auch den Blutdruck und wirkt daher befreiend und entspannend.
Durch ihren abwehrsteigernden Einfluß auf den Organismus eignet sich die Essenz zur Vorbeugung und Behandlung von Erkältungs- und Infektionskrankheiten, vor allem im Mund- und Rachenraum (Mandelentzündung).
Es sei noch auf die fiebersenkene Eigenschaft der Pfefferminz-Essenz hingewiesen. Sie unterstützt die bei Fieber überaus aktiven Lymphzellen und weißen Blutkörperchen bei ihren »Abwehrmaßnahmen«.
Die Einreibung des ganzen Körpers oder einzelner Körperbereiche mit Pfefferminzöl wirkt kühlend und erfrischend; der Feuchtigkeitsgehalt der Haut wird durch eine verstärkte lymphatische Versorgung erhöht und die Abwehrkraft des Organismus verbessert. Pfefferminzöl lindert Hitzewallungen, Ödeme (Wasseransammlungen) und durch Lymphstau geschwollene Gliedmaßen (»dicke Beine«). Es eignet sich auch zur Behandlung von Insektenstichen.
Trinken Sie ein Glas heißes Wasser, in das Sie 12 Tropfen »Aquarom« Pfefferminze träufeln (Fertigpräparate: Pfefferminz-Essenz, Dermarom-Minze, Aquarom-Minze; ⟶ Seite 28).

Indikationen
- Ödeme
- Geschwollene Gliedmaßen, »Dicke Beine«
- Hitzewallungen
- Erkältungen
- Infektionskrankheiten
- Kopfschmerzen
- Übelkeit
- Magen- und Darmkrämpfe

Rosmarin-Essenz

(Oleum rosmarini, var. bornylacetat-verbanon)

Auf den ersten Blick sieht der Rosmarinstrauch aus wie eine Miniatur der Bergkiefer: Er ist immergrün und hat ledrige, nadelartige Blätter.
Die Heimat des Rosmarins ist der Mittelmeerraum, vor allem die Provence in Südfrankreich. Der 1 bis 2,5 Meter hohe Strauch liebt den trockenen Kalkboden und die feuchte Meeresnähe; in sonniger Lage wächst er besonders gut.

Kleine Kulturgeschichte des Rosmarin

In der Antike war diese Pflanze der Aphrodite, der Göttin der Liebe, geweiht. Ein Kranz, geflochten aus den blaß-violett blühenden Zweigen des Rosmarin, wurde einer Braut auf den Kopf gelegt, damit Aphrodite auf sie schaue und ihr Liebe schenke. Auch als Aphrodisiakum, als liebesanregendes Mittel, war die Pflanze sehr begehrt.
Die immergrüne Pflanze galt als ein Symbol der Ewigkeit, des ewigen Lebens und der Unsterblichkeit. »Liebe und Unsterblichkeit« scheinen überhaupt das Grundmotiv zur Verwendung dieser Pflanze zu sein. Die Römer gaben dieser Pflanze ihren Namen: Rosmarin bedeutet »Tau des Meeres« (in lat. rosmarinus = Tau des Meeres).
Im Mittelalter gelangte der Rosmarin im Zuge der aufblühenden Klosterkultur von Italien nach Deutschland, wo er bald Freunde in der Heilkunde fand und auch als Gewürz sehr geschätzt wurde.

Der energiespendende Charakter des Rosmarinöls

Der Duft dieses Öls ist streng, kräftig, mit süßem, honigartigem Unterton und erinnert an Kampfer. Der Geschmack des Rosmarin ist brennend und bitter. Wenngleich die »weiblichen Eigenschaften« des Rosmarin stark ausgeprägt sind, herrscht doch sein männlicher Charakter vor.
Diese Eigenart des Rosmarinöls drückt sich auch in seinen Wirkungen auf unseren Organismus aus: Der süße Anteil im

Rosmarin

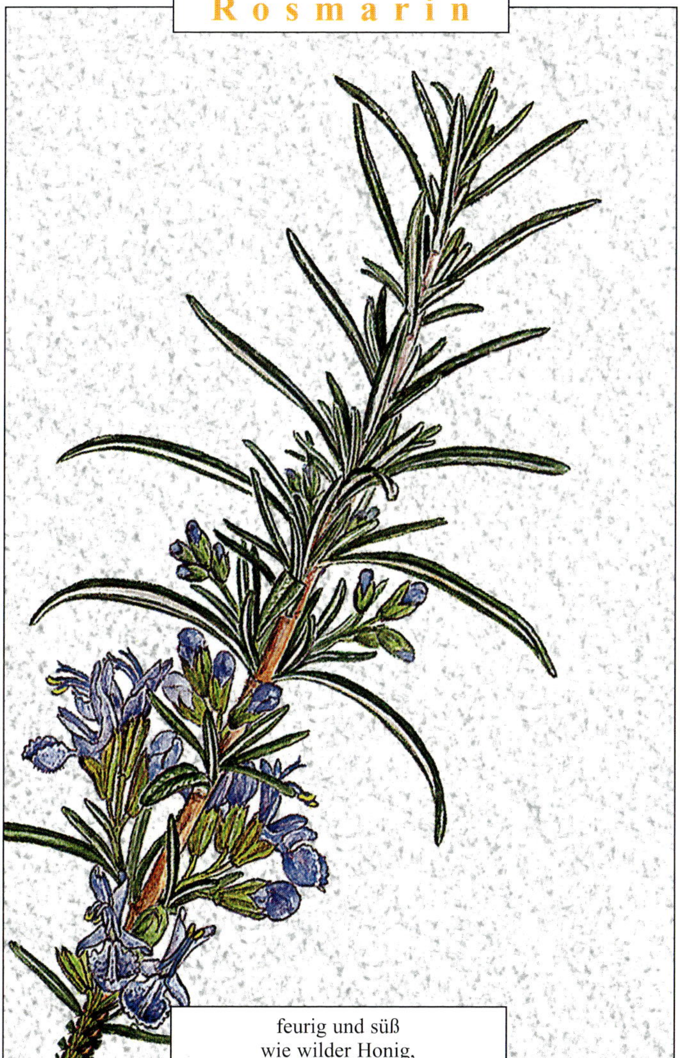

feurig und süß
wie wilder Honig,
stärkst du mir das Leben in mir
und erwärmst das Blut.

Duft weist auf seine Wirkung auf den Zuckerhaushalt im Körper hin, dessen Regulierung das Rosmarinöl unterstützt; zugleich erhöht das Öl unsere Energie und verbessert Konzentrationskraft und Denkvermögen.

Welche Vorgänge in unserem Organismus unterstützt das Rosmarinöl?

Die nadelartige Form der Rosmarinblätter ist der Ausdruck einer zusammenziehenden Kraft. Entsprechend ist die Wirkung der Rosmarin-Essenz auf die Muskulatur und die Blutgefäße der inneren Organe: Sie wirkt zusammenziehend, festigend, erhöht den Blutdruck und regt den Stoffwechsel an. Die dadurch erhöhte Verbrennung im Organismus sorgt für eine bessere Durchblutung und Durchwärmung des gesamten Organismus. Auf das Herz wirkt die Essenz stärkend, festigend und beruhigend; sie verlangsamt einen allzu schnellen, nervösen Herzschlag.

Der hauptsächliche Wirkungsbereich dieser Essenz ist jedoch der Zucker- oder Kohlenhydratstoffwechsel, der vor allem in der Leber mit der Hilfe der Bauchspeicheldrüse stattfindet. Die Leber, das wichtigste Organ für den Zuckerstoffwechsel, verwandelt Fette, Eiweiße und pflanzliche Stärke in Zucker, speichert ihn in den Zellen in Form von Leberstärke. Bei Energiebedarf kann diese Stärke in Blutzucker umgewandelt und durch das Blut an die Körperzellen weitergeleitet werden. Die Rosmarin-Essenz unterstützt die Stärkebildung in der Leber und fördert zugleich die Zuckerverbrennung (= Energiegewinnung) in den Zellen. Diese Essenz hat also eine ähnliche Wirkung wie das Hormon Insulin, das die Zuckerverbrennung in den Zellen gewährleistet und den Blutzuckerspiegel senkt. Sie kann dieses Hormon aber nicht ersetzen! Dem Zuckerkranken fehlt das Hormon Insulin, weshalb er seinen Blutzucker nicht verbrennen, also nicht in Energie umwandeln kann; es kommt zu Beschwerden und Schwächezuständen aus Zuckermangel, obwohl der Zuckergehalt im Blut des Zuckerkranken zu hoch ist! Bei Gesunden erhöht die Rosmarin-Essenz die Bildung von Insulin, indem es die Bauchspeicheldrüse anregt.

Um die weitgestreuten Wirkungen der Rosmarin-Essenz zusammenzufassen, läßt sich sagen, daß sie das Energie-Niveau des Körpers erhöht, den Kreislauf nachhaltig anregt und den Körper durch die bessere Durchblutung erwärmt. Die Rosmarin-Essenz steigert so auch die bessere Durchblutung des Gehirns, stärkt das Nervensystem und erhöht die Konzentrationsfähigkeit.

Praktische Anwendung

Die Essenz ist eine besondere Hilfe für sensible Menschen und wirkt heilend bei Nervenschwäche (Neurasthenie, vegetative Dystonie), bei Ermüdungs- und Erschöpfungserscheinungen. Bei völliger Verausgabung Ihrer Kräfte sollten Sie allerdings zum Lavendelöl (→ Seite 64) greifen.
Auch bei Gicht, Rheuma und Arthrose (Gelenkverschleiß) empfiehlt sich die Rosmarin-Essenz, da durch die Anregung der Durchblutung mehr Gelenkschmiere produziert wird und dadurch die Knorpelauflagen der Gelenke geschont werden.
Bei Muskelrheuma, Nervenschmerzen wie dem »Hexenschuß« und anderen Neuralgien helfen Einreibungen, die schmerzlindernd wirken.
Krampfadern und Hämorrhoiden können mit dem Rosmarinöl gut behandelt werden.
Die Einreibung des ganzen Körpers oder nur einzelner Körperbereiche mit Rosmarinöl hilft bei kalter, feuchter Haut, bei Blässe, bei Cellulite (→ Lexikon, Seite 92), zur Sensibilisierung der Haut und zur Regeneration welker, müder Haut.
Es empfiehlt sich zur innerlichen Anwendung das »Aquarom« Rosmarin (Fertigpräparate: Rosmarin-Essenz, Dermarom-Rosmarin, Aquarom-Rosmarin; → Seite 28).

Indikationen

- Durchblutungsstörungen
- Nervenschwäche
- Krampfadern
- Hämorrhoiden
- Hexenschuß
- Erschöpfungszustände

Lavendel-Essenz

(Oleum lavendulae officinalis)

Es ist ein Erlebnis, diese unvergleichlich duftende, tiefblau blühende Wildpflanze zu entdecken. Der Echte Lavendel (Lavandula vera oder officinalis) ist ein Lippenblütler (Limiacea) wie Minze, Rosmarin, Thymian, Salbei, Melisse, Majoran, Oreganum, Bohnenkraut, Ysop und Basilikum. Wie der Rosmarin ist er ein kleiner, immergrüner Strauch, der die sonnigen, trockenen Kalksteinhänge der küstennahen Gebirgsmassive vor allem in Südfrankreich liebt. Er wächst in einer Höhe von 700 bis 1800 Meter und wird nur etwa 20 bis 30 Zentimeter groß. Verschiedene Lavendel-Arten finden sich heute in öffentlichen Parkanlagen und Gärten.

Kleine Kulturgeschichte des Lavendel

Die Römer parfümierten mit der Essenz des Lavendel ihre Wäsche und verwendeten sie zum Waschen und Baden. Dies trug der Pflanze auch ihren Namen ein: »Lavendel« stammt von dem lateinischen Wort »lavare«, das waschen bedeutet.

Daß Lavendel nicht nur fein duftet, sondern auch eine beruhigende Wirkung hat, war schon in der Antike bekannt und machte den Lavendel zu einem geschätzten Heilkraut.

Im Mittelalter wurde der Lavendel von Mönchen aus Italien nach Deutschland gebracht und in unseren Klostergärten kultiviert. Der Arzt und Gelehrte Theophrastus Bombastus von Hohenheim, genannt Paracelsus (1493 bis 1541), lobte die Essenz des Lavendel wegen ihrer guten Wirkung als Nervenheilmittel; er setzte sie auch zur Schmerzstillung ein.

Die neutralisierende Eigenschaft des Lavendelöls gegen Schlangen- oder Insektengifte ist unter anderem auf die beruhigende Wirkung zurückzuführen, die es auf das Nervensystem ausübt. Der Schäfer in der Provence behandelt von Schlangen gebissene Schafe bis heute mit frischen, zerdrückten Lavendelblättern und -blüten, die er in die Bißwunde einreibt.

Lavendel

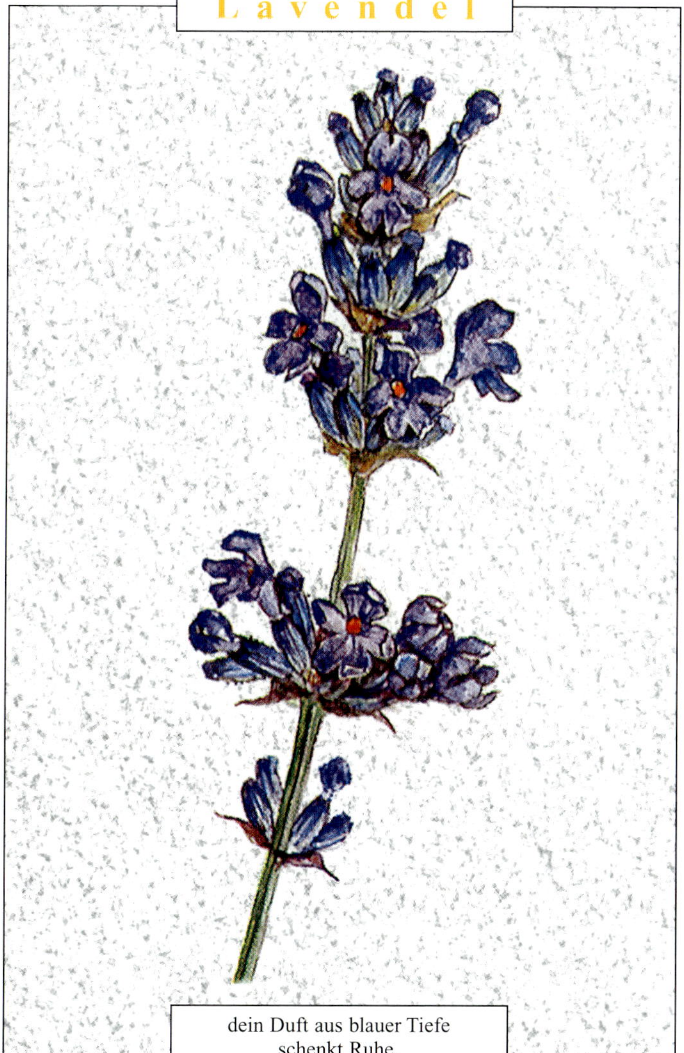

dein Duft aus blauer Tiefe
schenkt Ruhe,
kühlt das Blut
und besänftigt die Seele.

Der regenerierende Charakter des Lavendelöls

Das Lavendelöl, das zugleich ein Blatt- und ein Blütenöl ist, wirkt gewissermaßen verbindend auf den Oberkörper und den Kopf, beeinflußt zugleich das Blut und die Nerven; es beruhigt und harmonisiert Fühlen und Denken.
Das ätherische Öl des Lavendel wird aus den Blättern und den Blüten gewonnen; es riecht mild, kühl und beruhigend; der Geschmack ist bitter. Auch diese Eigenschaften beruhen auf dem weiblichen Charakter des Lavendel. Das Lavendelöl gehört zwar zu den Blattölen, weil das ätherische Öl der Pflanze zuerst in den Blättern gebildet wird; sobald sich jedoch die Blüte entwickelt hat, steigt ein Teil des Öls in diese auf.
Anders als beim Rosmarin, mit dem der Lavendel in niedrigen Standorten zusammen vorkommt, sind die Blätter des Lavendel weich, schmal, lanzettlich und nicht nadelförmig und hart wie die Blätter des Rosmarin. In diesen Eigenschaften der Blätter drückt sich der weiche, »weibliche« Charakter dieses Kleinstrauches aus.

Welche Vorgänge in unserem Organismus unterstützt das Lavendelöl?

Das Lavendelöl verhilft dem Körper zu neuen Energien und baut ihn zu neuer Leistungsfähigkeit auf. Denn es wirkt auf die Muskulatur und die Blutgefäße der inneren Organe entspannend, wodurch der Blutdruck gesenkt wird. Vor allem die Herzkranzgefäße können besser mit Sauerstoff versorgt werden, der Herzmuskel wird weicher und elastischer. Das Lavendelöl ist ein »herzfreundliches« Öl, das auch die Herzlichkeit eines Menschen fördert und ihm ein »großes«, weites und weiches Herz gibt. Dies ist die beste Vorsorge gegen einen Herzinfarkt: Ein enges, »hartes« Herz ist nicht mehr anpassungsfähig und deshalb für Streß-Folgekrankheiten anfälliger.
Durch die entspannende, weitende Wirkung der Essenz werden alle Gefäße durchlässiger. Auch das sauerstoff- und nährstoffreiche Gewebswasser kann das Zentrale Nervensystem (Gehirn, Sinnesorgane, Rückenmark, periphere Nerven) und das vegetative Nervensystem (innere Organe, Sonnen-

geflecht) besser versorgen. Auf diese Weise führt die Lavendel-Essenz zu einer schnellen Erholung und stärkt das gesamte Nervensystem des Organismus.
Die Lavendel-Essenz fördert zudem die Durchblutung der Leber und weitet die Leberzellen, so daß vermehrt Zucker aus der Leber ins Blut abgegeben werden kann. Dies bedeutet, daß der Blutzuckerspiegel ansteigt und den Zellen mehr Zucker zugeführt werden kann. Zusätzlich unterstützt diese Essenz die Umwandlung von Zucker in Blutzucker (Traubenzucker) – eine »Arbeit«, die auch die Leber leistet. Die Lavendel-Essenz hat somit eine ähnliche Wirkung wie das Hormon Glukagon, das den Gehalt von Blutzucker anhebt. Auch dieses Hormon wird, wie das den Blutzuckergehalt senkende Hormon Insulin, in der Bauchspeicheldrüse gebildet.

Praktische Anwendung

Als Einschlaf- und Beruhigungsmittel ist die Essenz auch für Kinder gut geeignet. Sie empfiehlt sich bei Erschöpfungs- und Schwäche-Zuständen, bei nervlicher Überlastung und zur Erholung nach übermäßiger Anstrengung, bei allen nervösen Magen- und Darm-Beschwerden, bei Krämpfen und Koliken.
Zur Vorsorge von vorzeitiger Abnutzung der Gelenke (Arthrose), bei Gelenkentzündung (Arthritis) und rheumatischen Beschwerden ist das Lavendelöl ein gutes Heilmittel.
Auf der Haut wirkt das Öl vorbeugend gegen Allergien und ist bei allen krankhaften Veränderungen der Haut sehr zu empfehlen. Da es sehr milde und doch keimtötend ist, kann es, auch bei offenen Wunden, als Wundöl angewendet werden. Es vermindert zudem die Narbenbildung.
Bei leichten Brandverletzungen verhindert das Öl die Blasenbildung und mögliche Entzündungen. Durch die vermehrte Zufuhr von Gewebswasser stärkt es die Oberhaut und fördert die Heilung bei Hautverletzungen.
Die Einreibung des ganzen Körpers oder einzelner Körperbereiche mit Lavendelöl beruhigt Haut-Allergien, regeneriert spröde, rissige Haut und beugt einer Narbenbildung bei leichten Hautverletzungen vor. Es empfiehlt sich auch zur Behandlung von Insektenstichen.

Trinken Sie zur innerlichen Anwendung das »Aquarom« Lavendel (Fertigpräparate: Lavendelblüten-Essenz, Dermarom-Lavendel, Aquarom-Lavendel; ⟶ Seite 28).

Indikationen
- Erschöpfung, Ermüdung
- Nervenschwäche
- Insektenstich
- Magen-Darm-Beschwerden
- Allergien
- Leichte Hautverletzungen

Thymian-Essenz
(Oleum thymi vulgaris, thymol)

Der Gartenthymian (Thymus vulgaris) ist wie der Rosmarin (⟶ Seite 60) und der Lavendel (⟶ Seite 64) ein immergrüner, aromatisch duftender Halbstrauch aus dem Mittelmeerraum. Er bevorzugt trockene, sonnige Böden, wird höchstens 20 bis 40 cm hoch und hat verholzte, etwas gewundene Stengel. Die Blättchen sind winzig, am Rande leicht nach unten eingerollt, und beinhalten zur Blütezeit das meiste ätherische Öl. In Südfrankreich wachsen zwei Arten des Gartenthymians: der »Thymol«-Typ und der »Linalol«-Typ (Thymol und Linalol sind chemische Substanzen, die im Thymian vorkommen). Der »Thymol«-Typ, dessen Essenz ich Ihnen hier vorstelle, beinhaltet mehr Thymol als der »Linalol«-Typ.

Kleine Kulturgeschichte des Thymian
Die Griechen und Römer verwendeten den Thymian zur allgemeinen Stärkung; sie wollten seine starke männliche Kraft auf sich selbst übertragen, wovon auch sein Name zeugt: »thymos« bedeutet im Griechischen Mut und Kraft. Deshalb war das ätherische Öl des Thymian vor allem bei den griechischen und römischen Soldaten sehr geschätzt, zumal es zur Desinfektion von Wunden, zur Vorbeugung und Heilung von Infektionskrankheiten sehr geeignet ist.

Thymian

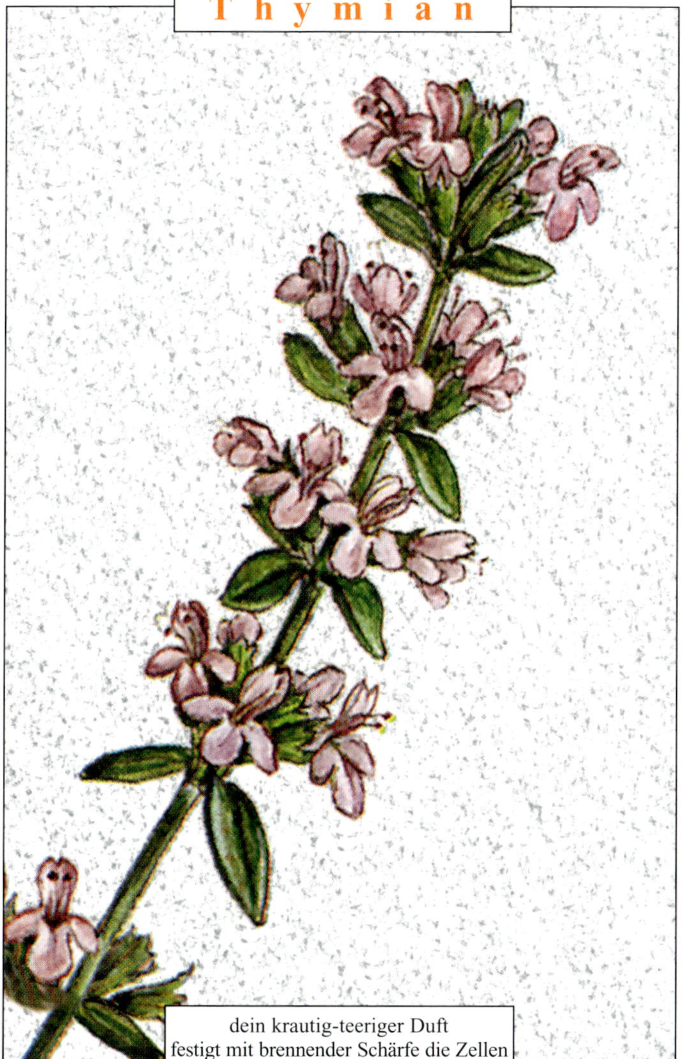

dein krautig-teeriger Duft
festigt mit brennender Schärfe die Zellen
und zieht alle Gifte
mit Wasser aus dem Gewebe.

Die Ägypter nutzten die Thymian-Essenz wegen ihrer keimtötenden Eigenschaften zur Mumifizierung; sie verhinderten mit seiner Hilfe Fäulnis und Verwesung der Leichname ihrer Priester-Könige, der Pharaonen.
Wir haben es mittelalterlichen Mönchen zu verdanken, daß der Thymian uns heute als verdauungsanregendes, äußerst beliebtes Küchengewürz zur Verfügung steht: Sie brachten die Pflanze über die Alpen in hiesige Klostergärten und kultivierten sie. In der Volksheilkunde gilt der Thymian noch heute wie bei den Griechen und Römern als liebesanregendes und menstruationsförderndes Mittel.

Der scharfe, reinigende Charakter des Thymianöls
Das ätherische Öl »unseres« Thymian hat einen Thymolgehalt bis zu 50 %; es duftet herb-würzig, teerartig und streng. Wenn wir uns eine Noten-Skala der Düfte, wie die Tonleiter in der Musik, vorstellen würden, wäre die Zitrone die »höchste« Note, gefolgt von der Orange. Die Kiefernadel, der Eukalyptus, das Lemongras, die Pfefferminze, der Rosmarin und der Lavendel stünden in der Mitte der Tonleiter. Der Thymian und der Salbei wären schon – obwohl sie noch Blattöle sind – tiefe »erdige« Töne. Der reinigende, männliche Charakter des Thymian ist geprägt durch die »Auseinandersetzung« des mineralischen mit dem wässrigen Element. Der Geschmack des Thymian ist außerordentlich beißend und scharf – auch dies ist Ausdruck seines stark männlichen Charakters.

Welche Vorgänge in unserem Organismus unterstützt die Thymian-Essenz?
Der leicht teerartige Geruch des Thymianöls entsteht durch seinen hohen Gehalt an Phenol, das auch ein wesentlicher Bestandteil des Steinkohlen-Teers ist. So »erdhaft« wie der Duft des Thymian ist auch das Feld, auf dem die Essenz dieser Heilpflanze ihre Wirkung entfaltet: Sie fördert den Abbau, die »Vererdung« der aufgenommenen Nährstoffe im Verdauungssystem, indem sie die Verbrennung anregt, so daß die Nährstoffe als Mineralien und Salze aus dem Körper ausgeschieden werden können. Diese Ausscheidung vollzieht sich

vor allem über die Nieren und den Darm. Die Nieren regulieren den Wasser- und Mineralhaushalt des Körpers, indem sie unterschiedliche Mengen von Harn produzieren. Außer über diese Organe scheidet der Körper über sämtliche Schleimhäute und über die Haut (Schwitzen) Schlackenstoffe aus.
Auch der Atemtrakt (Luftröhre, Bronchien, Lunge), der Verdauungstrakt (Mund, Speiseröhre, Magen, Darm) und das Harn- und Geschlechtssystem (Blase, Nieren, Geschlechtsorgane) sind wesentlich an der Ausscheidung beteiligt. Auf alle diese Organe wirkt die Thymian-Essenz anregend und unterstützend, so daß die Wasserausscheidung erhöht wird: Die Entgiftungsfunktion der Zellen und des Gewebes wird gestärkt, Stoffwechselschlacken werden ausgeschwemmt, das Bindegewebe wird entgiftet und gereinigt. Dies ist vor allem bei rheumatischen Erkrankungen der Muskeln und Gelenke, die durch Ablagerung von Harnsäurekristallen entstehen, von Bedeutung. Zusätzlich machen die »feurigen« Wirkstoffe der Thymian-Essenz eine Entzündung in den Zellen und im Gewebe gewissermaßen entbehrlich: Entzündungen sind Prozesse, in denen der Körper Krankheitserreger und Giftstoffe regelrecht »verbrennt«; durch die »brennende«, reinigende Wirkung der Thymian-Essenz werden Verunreinigungen im Körper verstärkt abgebaut, so daß die Notwendigkeit einer Entzündung verringert wird. Jede Art von Entzündung oder Erkältung kann daher mit Hilfe der Essenz gut behandelt werden. Ähnlich wie die Lemongras-Essenz (⟶ Seite 51) stärkt die Thymian-Essenz die Abwehrkräfte des Organismus. Zudem fördert die Thymian-Essenz die Funktion der Nebennierenrinde, die wesentlich an der Produktion der männlichen Geschlechtshormone beteiligt ist. Diese männlichen Hormone wecken das Liebesverlangen sowohl beim Mann als auch bei der Frau. Nicht zu Unrecht gilt der Thymian seit altersher als Stärkungsmittel für die Potenz und als liebesanregendes Mittel.
Zusammenfassend läßt sich sagen, daß die Essenz des Thymian alle Ausscheidungsorgane des Körpers unterstützt – die Nieren, den Darm, die Schleimhäute und die Haut – und somit zur Entgiftung des Körpers wesentlich beiträgt.

Praktische Anwendung
Wählen Sie die Thymian-Essenz, wenn Sie unter Darmträgheit oder unter Ausbleiben der Menstruation leiden. Die wasserausscheidende Wirkung regt auch die Schleimbildung des Atemtrakts an. Damit hilft die Essenz des Thymian auch bei trockenen Katarrhen der Bronchien, des Rippen-, Bauch- und Lungenfells. Infektionen im Mundbereich können durch die stark antiseptische (entzündungshemmende) Wirkung der Essenz geheilt werden.
Zur Entgiftung und Entschlackung können Sie den ganzen Körper oder nur einzelne Körperbereiche mit Thymianöl einreiben und massieren. Die Essenz empfiehlt sich auch zur Behandlung von Insektenstichen, zur Anregung der Durchblutung, zur Behandlung entzündlicher Hautveränderungen (Akne), bei trockener Haut zur Anregung der Hautsekretion, gegen Haut- und Nagelpilze und gegen Warzen.
Trinken Sie zur innerlichen Anwendung Aquarom-Thymian (Fertigpräparate: Thymian-Essenz, Dermarom-Thymian, Aquarom-Thymian, → Seite 28).

Indikationen
- Darmträgheit
- Verzögertes Eintreten der Menstruation
- Entzündungen im Mundbereich, im Atemtrakt, im Harn- und Geschlechtssystem (Nieren, Blase, Harnleiter, Harnröhre, Geschlechtsorgane)
- Durchblutungsstörungen
- Abwehrschwäche
- Nierenschwäche

Salbei-Essenz
(Oleum salviae officinalis, provencalis)

Der immergrüne Gartensalbei (Salvia officinalis) ist neben dem Rosmarin, dem Lavendel und dem Thymian die vierte Pflanze im Bunde unserer Mittelmeerpflanzen, die zur Familie der Lippenblütler (Lamiaceae) zählen. Von dem Gartensalbei gibt es zwei verschiedene Arten: Der großblättrige Salbei kommt in Dalmatien (eine adriatische Küstenlandschaft in Jugoslawien) vor und wird daher »dalmatinischer Salbei« genannt. Obwohl er heute die häufiger angebaute Art ist, arbeite ich mit dem kleinblättrigen »Provence-Salbei«. Er ist im Duft feiner und eine Spur lieblicher als der »dalmatinische Salbei«. Wie der Lavendel liebt der Salbei den kalkig-steinigen, trockenen Boden der Provence und wächst in sonniger Lage in einer Höhe von 800 Metern. Der verholzte Strauch wird etwa 50 bis 80 Zentimeter hoch.

Kleine Kulturgeschichte des Salbei

Bei den Römern galt der Salbei als heilige Pflanze, als Inbegriff eines Heilmittels, das gewissermaßen alles zu heilen imstande ist. Dieser Umstand trug der Pflanze auch ihren Namen ein: »Salbei« stammt von dem lateinischen Wort »salvus«, das »gesund« bedeutet. Ein Sprichwort aus der Antike spiegelt das Ansehen des Salbei wider: »Warum sollte ein Mensch sterben, wenn Salbei in seinem Garten wächst!« Im Mittelalter brachten Mönche den Salbei von Italien über die Alpen, und auch hier schätzte man ihn bald als Heilmittel. Wie eng der Salbei mit der Heilkunde verknüpft wurde, bezeugt noch die Namensverwandtschaft von »Salbei« mit dem Wort »Salbe«.

Der wasserziehende Charakter des Salbeiöls

Das ätherische Öl des Salbei wird aus den zungenförmigen, grau-filzigen Blättern gewonnen; Duft und Geschmack sind krautig-bitter, was den stark weiblichen Charakter des Salbei zum Ausdruck bringt. Diesen Charakter können Sie auch fühlen, wenn Sie die filzig-grauen Blätter anfassen: Sie sind wollig und weich, ein Ausdruck von Nachgiebigkeit und Entspannung. Die Blätter des stark männlich betonten Thymian (⟶ Seite 68) hingegen sind winzig klein – ein Ausdruck der überaus zusammenziehenden, konzentrierenden Kraft des Thymian.

Das ökologische »Verhalten« des Salbei gibt uns einen deutlichen Aufschluß über die Wirkung seiner Essenz auf unseren

Körper: Diese Pflanze zieht Feuchtigkeit auch dort noch an, wo in der Regel keine mehr zu erwarten ist. Durch seine ausgeprägte Wurzelbildung trägt der Salbei zu einer schnellen Humusbildung bei, kann gut Feuchtigkeit halten und sich so auch in einem ausgetrockneten, kalkig-steinigen Boden ernähren, auf dem sonst kaum etwas wächst.

Welche Vorgänge in unserem Organismus unterstützt die Essenz des Salbei?

Im menschlichen Organismus unterstützt die Essenz des Salbei die Vorgänge zur angemessenen Versorgung der Zellen und Gewebe mit Gewebswasser und Mineralien.
Der Wasser- und Mineralhaushalt (⟶ Lexikon, Seite 92) des Körpers wird von den Nieren und den Hormonen der Nebennieren gesteuert und kontrolliert. In den Nieren wird ununterbrochen das Blut gefiltert, wobei ein »Filtrat« entsteht, das allerdings nur zu 1 bis 2 % als Harn ausgeschieden wird; der Harn bildet gewissermaßen das Konzentrat dieses Filtrats. Der Rest des Filtrats, also etwa 98 %, wird von den Nieren wieder aufgesaugt und ins Blut überführt.
Diesen ständigen »Rücksaug-Vorgang«, in dem die Nieren dem Körper alle wiederverwendbaren Nährstoffe und Mineralien (Zucker, Eiweiße, Fette, Vitamine) wieder zuführen, unterstützt die Essenz des Salbei.
Die Körperzellen verhalten sich in ähnlicher Weise wie die Nieren: Sie geben Wasser und Schlacken ab und nehmen Gewebswasser und Nährstoffe wieder auf. Die Essenz des Salbei fördert diese »Nieren-Funktion« der Zellen. Zusätzlich sorgt sie dafür, daß die Zellen nicht zuviel Wasser abgeben, so daß ein gewisser Druck in den Zellen und eine Spannung im Gewebe erhalten bleiben; sie stärkt also die »Wasserrückhaltekraft« von Zellen und Gewebe.
Vor allem die Schleimhäute des Atem-, Verdauungs- und Harn- und Geschlechtstrakts haben nicht nur eine ausscheidende, sondern auch eine aufsaugende Funktion (⟶ Eukalyptusöl, Seite 47). Im Darm beispielsweise überwiegt das Aufsaugen von Nährstoffen, ein Vorgang, den die Salbei-Essenz durch ihre entspannende Wirkung fördert.

Salbei

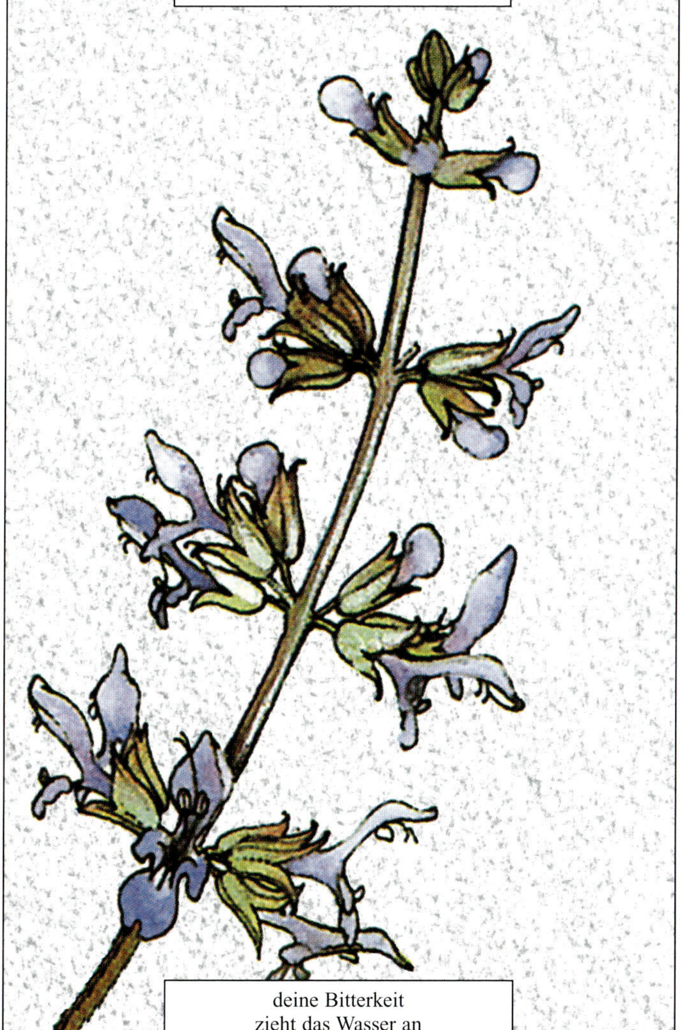

deine Bitterkeit
zieht das Wasser an
und füllt die Zellen und Gewebe
mit heilender Kraft.

Allgemein läßt sich sagen, daß die Salbei-Essenz die aufsaugende Funktion sämtlicher Schleimhäute im Organismus unterstützt.

Praktische Anwendung
Im Bereich des Atemtrakts ist die Salbei-Essenz durch ihre entzündungshemmenden, keimtötenden Eigenschaften eine große Hilfe bei Entzündungen im Mund und im Hals- und Rachenraum.
Im Bereich der weiblichen Geschlechtsorgane wirkt die Essenz entspannend und fördert die Empfängnis: Die Durchblutung der Scheide, der Gebärmutter und der Eileiter wird verbessert, das basische Milieu in der Scheide erhöht, wodurch eine Befruchtung durch die säureempfindliche Samenzelle begünstigt wird.
Im ganzen Unterkörperbereich wirkt die Salbei-Essenz bei Koliken, Krämpfen und schmerzhafter Regelblutung entspannend und krampflösend.
Die Salbei-Essenz wirkt lindernd bei den typischen Beschwerden der Wechseljahre wie Hitzewallungen, Schweißausbrüche und Depressionen. Auch in der Volksheilkunde ist diese Essenz dafür bekannt, daß sie übermäßiges Schwitzen reguliert.
Die Einreibung des ganzen Körpers oder einzelner Körperbereiche mit Salbeiöl fördert die Regeneration von feuchtigkeitsarmer, welker Haut, steigert das Wasserbindevermögen der Hautzellen, dämpft übermäßiges Schwitzen, lindert entzündliche Hauterkrankungen (Akne).
Zur inneren Behandlung empfiehlt sich das »Aquarom« Salbei (Fertigpräparate: Salbei-Essenz, Dermarom-Salbei, Aquarom-Salbei; → Seite 28).

Indikationen
- Beschwerden in den Wechseljahren
- Krämpfe im Unterkörper
- Entzündungen im Mund, im Hals und im Rachen
- Verdauungsbeschwerden

Die Wurzel-Essenzen

Sandelholz-Essenz

(Oleum santali indicum orientale)

Die ursprüngliche Heimat des weißen Sandelholzbaumes (Santalum album) ist Mysore in Ostindien; doch seit langem schon wird der Baum in ganz Südostasien angebaut, da sein kostbares Öl sehr geschätzt wird.
Die immergrüne Pflanze ist ein Halbschmarotzer, die – wie bei uns die Mistel – ihrem Wirtsbaum Wasser und Nährsalze entzieht und keine eigenen Wurzeln hat. Sie braucht 30 bis 40 Jahre, bis sie voll ausgereift ist und eine Größe von 6 bis 8 Metern erreicht hat. Erst dann hat der »Baum« soviel ätherisches Öl gebildet, daß sich die Gewinnung aus dem geraspelten Kernholz und den Saugwurzeln lohnt.

Kleine Kulturgeschichte des Sandelholzes

Bis heute wird in Indien und in Südostasien das Sandelholzöl zu sakralen Zwecken verwendet. Ceylonesische Fürsten ließen sich früher mit Sandelholzöl einbalsamieren. Indische buddhistische Mönche brachten das Öl nach China, wo es auch medizinische Verwendung, unter anderem gegen Blähungen, fand. Im Tantrismus, einer Religionsform, die sich aus dem Buddhismus entwickelt hat, wollte man mit Hilfe des Sandelholzöls das »Dritte Auge« (⟶ Lexikon, Seite 92) erwecken. Dabei wurde ein Tropfen des Öls auf der Stirn zwischen den Augenbrauen verrieben.
Die Ägypter verwendeten das aromatische Sandelholz für Räucherungen in ihren Tempeln und fertigten aus ihm sakrale Gegenstände, die sich als sehr widerstandsfähig gegen holzzerstörende Insekten erwiesen.

Der männliche Charakter des Sandelholzöls

Der Geruch des Sandelholzöls ist holzig-warm, kieferartig, zugleich aromatisch süß mit leicht urinartigem Unterton. Der Geschmack dieses hellgelben, klaren, zähflüssigen Öls ist zunächst mild, wird dann aber bitter und entwickelt ein leicht brennendes Wärmegefühl auf der Zunge. Das Sandelholzöl kann insgesamt als männlich gelten.

Welche Vorgänge in unserem Organismus unterstützt das Sandelholzöl?

Als Wurzelöl hat das Sandelholzöl seinen Wirkungsschwerpunkt im Unterleib, also im Darm und im Harn- und Geschlechtssystem. Da es ein männlich betontes Öl ist, wirkt es anregend auf die männlichen Geschlechtsorgane, die Hoden und den Penis, und regt die Produktion der männlichen Geschlechtshormone an. Man hat tatsächlich nachgewiesen, daß im Sandelholzöl chemische Strukturen vorhanden sind, die dem männlichen Geschlechtshormon Testosteron ähnlich sind und in ähnlicher Weise wirken.

Die männlichen Geschlechtshormone, die auch im Körper der Frau gebildet werden, spielen im Abbaustoffwechsel – der Verbrennung und Ausscheidung von verbrauchten oder unbrauchbaren Stoffen – eine wichtige Rolle.

Die zusammenziehende Wirkung der Essenz auf die Blutgefäße der Haut und der Schleimhäute des Atem-, Verdauungs- und Harn- und Geschlechtstrakts fördert die Durchblutung und die Ausscheidung. Ein leichter Anstieg des Blutdrucks, eine Festigung des Bindegewebes und eine vermehrte Harnbildung sind die Folge. Durch den Anstieg des Blutdrucks wird der gesamte Organismus besser durchblutet: Im Atemtrakt bildet sich mehr Schleim; die Nieren und die Blase »entsorgen« den Körper besser von Schlacken und Giftstoffen; die Verdauung arbeitet vollständiger; das Knochenmark bildet mehr rote Blutkörperchen, wodurch die Abwehrkräfte des Organismus gestärkt werden. Insgesamt fördert das Öl den Abbaustoffwechsel (⟶ Lexikon, Seite 92).

Wegen seiner anregenden Wirkung auf die Geschlechtsorgane gilt das Sandelholzöl auch als Aphrodisiakum, als liebesförderndes Mittel.

Praktische Anwendung

Das Sandelholzöl ist vor allem für Männer zu empfehlen, weil es die Potenz auf jeder Ebene anhebt – der Mann wird geistig aktiver, entwickelt ein reicheres Gefühlsleben, seine Sexualität wird gefördert. Für »östrogene« Frauen, die eine Neigung zu Übergewicht, zur Bildung von Cellulite und Wasseran-

Sandelholz

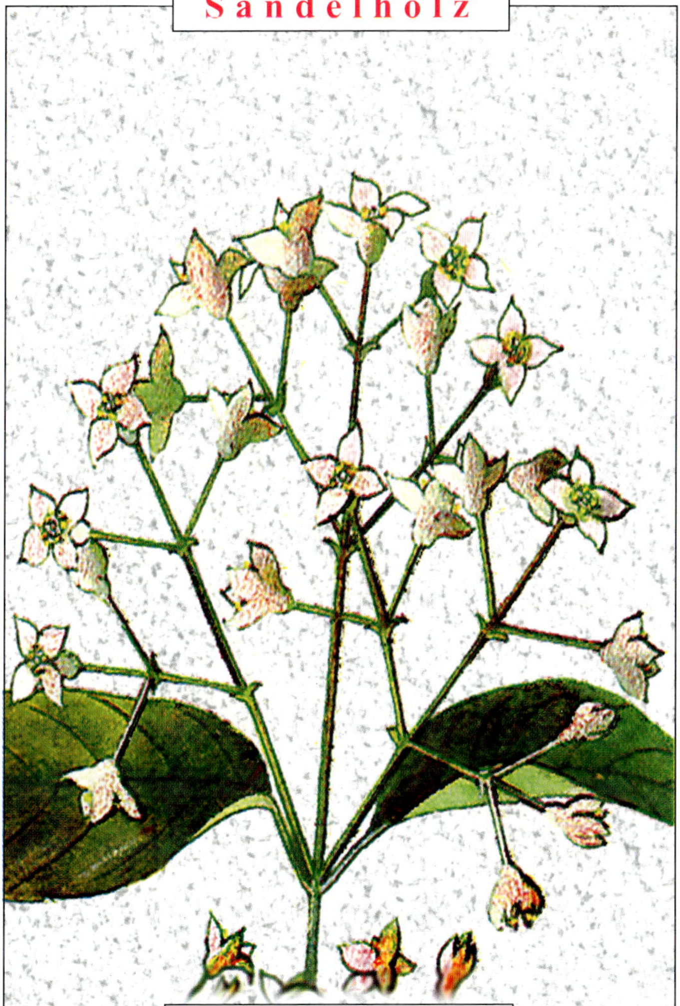

dein Stamm ist erfüllt
mit warmer männlicher Kraft
du stärkst und durchlichtest
die leibliche Liebe.

sammlungen im Gewebe haben, ist das Sandelholzöl ein wirksames Mittel: Es regt die Produktion männlicher Hormone an und gleicht so das Übergewicht weiblicher Hormone, der Östrogene, aus, das für die »Aufschwemmungen« verantwortlich ist.
Wegen seiner zusammenziehenden Wirkung auf die Blutgefäße eignet sich das milde Öl auch vorzüglich zur Behandlung von Hämorrhoiden. Bei trockenen Katarrhen und Husten fördert es die Bildung von Schleim und damit die Heilung. Die antiseptischen, entzündungshemmenden Eigenschaften des Öls zeigen sich vor allem bei Entzündungen der Harnwege – bei Nieren-, Blasen- oder Harnleiter-Entzündungen.
Verwenden Sie das Sandelholzöl nur äußerlich – zur Einreibung, als Badezusatz, als Duft-Lotion (Fertigpräparate: Sandelholz-Essenz, Dermarom-Sandelholz; → Seite 28).

Indikationen

- Hämorrhoiden
- Katarrhe und Husten
- Cellulite
- Wasseransammlungen im Gewebe
- Harnwegs-Entzündungen, Nierenschwäche
- Potenzschwäche
- Abwehrschwäche

Vetiverwurzel-Essenz

(Oleum vetiverae)

Die verdickten, welligen Wurzeln des Grases, die an Haarlocken erinnern, werden ausgegraben und gut getrocknet; anschließend wird durch Wasserdampf-Destillation das ätherische Öl gewonnen.

Kleine Kulturgeschichte des Vetiver-Grases

Die Heimat des Vetiver-Grases (Vetiver zizanoides), das verwandt ist mit dem Lemongras (→ Seite 51) und unseren heimischen Gräsern, ist Indien. Vetiver kommt aber auch in ganz Südostasien vor und wird beidseitig des Äquators im tropischen Klimagürtel angebaut; hauptsächlich in Indonesien, Reunion (dem früheren Bourbon, einer Insel im Indischen Ozean), Haiti, Brasilien, China und Angola. In Indien ist der Duft dieser Graswurzel, die dort »Khaskhas« oder »Usira-Wurzel« genannt wird, sehr beliebt. Aus den Wurzeln des Vetiver-Grases werden Matten geflochten, die in die Zugluft an Fenster und Türen gehängt werden, damit der beruhigende und kühlende Duft in die Zimmer strömt. In Jamaika wird dem Kokosnußöl, mit dem man auch heute noch eine Braut vor den Hochzeitsfeierlichkeiten einreibt, Vetiver zugesetzt.

Der weibliche Charakter des Vetiverwurzelöls

Das braune Öl der Vetiverwurzel ist zähflüssig wie Sirup und riecht erdig-süß. Der Geschmack des Öls ist zunächst sehr mild, bald aber wird es bitter. Diese Eigenschaften sind Ausdruck des stark weiblichen Charakters dieses Öls.
Als Wurzelöl hat es eine Wirkungsbeziehung zu den Organen des Unterleibs (→ Seite 14).

Welche Vorgänge in unserem Organismus unterstützt das Vetiverwurzelöl?

Das Öl des Vetiver-Grases stärkt alle weiblichen Eigenschaften und Funktionen im Organismus.
Bei Frauen regt es die Produktion der weiblichen Geschlechtshormone, der Östrogene, in den Eierstöcken, den Nebennieren und im Unterhautfettgewebe an und unterstützt damit den Aufbaustoffwechsel (→ Lexikon, Seite 92).
Die entspannende Wirkung, die es auf die Blutgefäße der Unterleibsorgane ausübt, sorgt dafür, daß diese besser mit Gewebswasser und Nährstoffen versorgt werden können. Auch der Darm kann auf diese Weise dem Blut mehr Nährstoffe für den Aufbaustoffwechsel zuführen.
Ein erhöhter Aufbau des Unterhautfettgewebes mag bedeutsam sein für untergewichtige Frauen, die Wert auf eine »gute Figur« legen. Der typisch weibliche Fettansatz in den Brüsten, am Bauch, am Gesäß und an den Oberschenkeln wird gesteuert durch die Produktion der Östrogene; ist der Östro-

genspiegel gering, sind diese Körperpartien unterentwickelt, und die Frau hat eine eher »knabenhafte« Figur. Alles, was eine Frau zu einer »vollen Frau« macht, wird durch das Öl des Vetiver-Grases gefördert.
Allerdings kann dieses Öl, obwohl es die Unterleibsfunktionen durchaus stärkt, nicht als »liebesanregendes Mittel«, als Aphrodisiakum, angesehen werden. Es fördert die Produktion weiblicher Hormone, der Östrogene, die eine beruhigende Wirkung haben und die Geschlechtslust nicht anregen. Das Liebesverlangen beim Mann und bei der Frau anzuregen, ist die »Aufgabe« der männlichen Hormone, der Androgene.
Wie alle anderen Essenzen wirkt das Vetiverwurzelöl auch auf die geistige Einstellung und auf die Gefühle.
Das erdig duftende Öl stärkt die Erdbezogenheit und gibt einem Menschen Standfestigkeit und innere Stärke. Einer gewissen Schwere oder Trägheit bedarf derjenige, der nicht von jeder geringfügigen Aufregung, von jeder Gefühlsaufwallung »umgeworfen« werden will. Die fortgesetzte Anwendung des Öls macht ruhig, aufgeschlossen, empfänglich für neue Ideen und fördert eine versöhnliche innere Einstellung.
Das Vetiverwurzelöl stärkt auch beim Mann die weiblichen Eigenschaften, was zur Entwicklung einer ganzheitlichen Persönlichkeit unabdingbar ist.

Praktische Anwendung

Bei allen Verkrampfungs- und Verspannungserscheinungen der Unterleibsorgane wie Darmkrämpfe mit Durchfall, Blasenschmerzen, schmerzhafte Regelblutung oder Ausbleiben der Regel ist die Anwendung des Vetiverwurzelöls eine große Hilfe. Es fördert die Empfängnisbereitschaft der Frau durch eine Entspannung der Eileitertuben und durch die Verbesserung des basischen Milieus in der Scheide (in einem stark sauren Milieu sterben die männlichen Samenzellen schneller ab). Zur Behandlung der weiblichen Geschlechtsorgane kann das Vetiverwurzelöl auf einen Tampon geträufelt und in die Scheide eingeführt werden.
Das Vetiverwurzelöl wirkt sich zudem positiv auf den Knochenbau und das Knochenmark aus. Es fördert den Knochen-

Vetiver

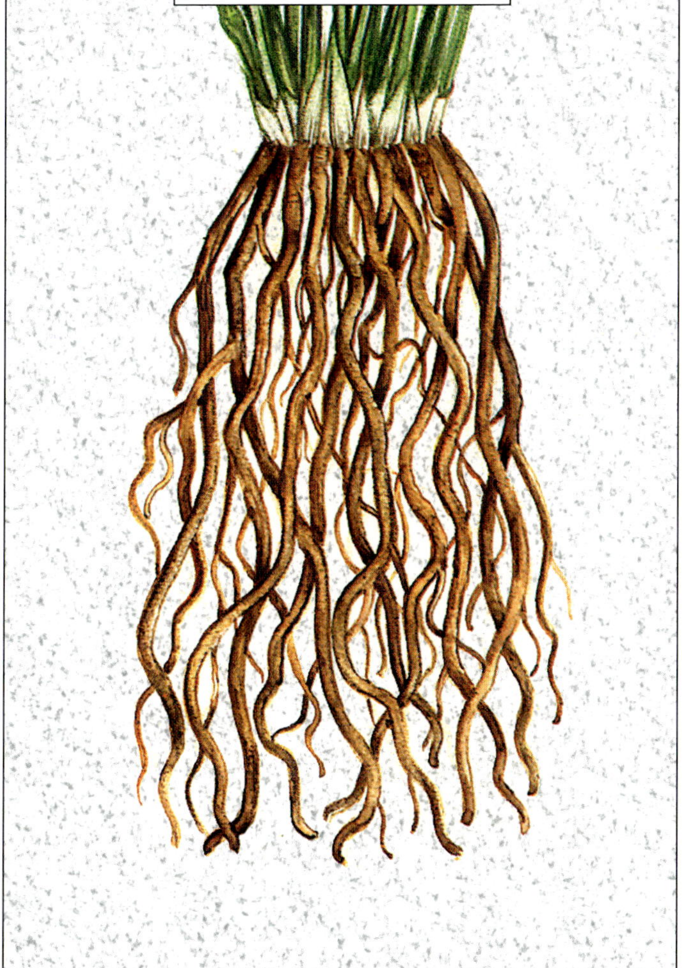

wuzelartig, würzig und warm
verströmst du dich
wohlig und weich
in alle weiblichen Organe.

aufbau, die Bildung von Knochenzellen und von roten und weißen Blutkörperchen im Knochenmark. Daher kann das Öl zur Vorsorge und zur Behandlungshilfe von Osteoporose (Schwund des Knochengewebes) verwendet werden, wie er nach den Wechseljahren bei Frauen auftreten kann.
Das Öl dient durch Einreibung des ganzen Körpers oder einzelner Körperbereiche der Pflege und dem Aufbau des Unterhautfettgewebes, der Harmonisierung des Fettstoffwechsels; es hilft bei Untergewicht, bei trockener, schlaffer, spröder Haut und fördert die Regeneration der Haut nach den Wechseljahren (Fertigpräparate: Vetiverwurzel-Essenz, Dermarom-Vetiver; → Seite 28).

Indikationen
- Durchfall
- Blasenschmerzen
- Menstruationsstörungen
- Haarausfall
- Gefäßleiden
- Durchblutungsstörungen
- Knochenschwund

Indische Narden-Essenz
(Oleum jatamansi)

Neben dem Lemongras (→ Seite 51), dem Sandelholz (→ Seite 77) und der Vetiverwurzel (→ Seite 80) ist die Indische Narde (Nardostachys jatamansi) unsere vierte Pflanze aus dem indischen Kulturraum. Sie wächst auf den feuchten Böden der Täler und Hänge des Himalaja – dem »Dach der Welt«, »Sitz der Götter« – in einer Höhe von 3500 bis 5600 Meter und wird, je nach Standort und Höhenlage, zwischen 3 und 60 Zentimeter groß. Die Indische Narde, die zur Familie der Baldriangewächse (Valerianaceae) zählt, gehört zu den höchstwachsenden ätherischen Ölpflanzen der Erde. Im Juni und Juli blüht sie zartrosa bis violett.

Die Narde – ein blühender Wurzelsproß

Haben Sie schon einmal eine Pflanze gesehen, bei der die Blüte aus der Wurzel treibt, oder eine Pflanze, bei der auf derselben Wurzel zwei verschiedene Sproße sitzen – ein nicht blühender vegetativer Sproß mit grünen Blättern und ein blühender Sproß? Beides können Sie bei der Indischen Narde beobachten. Bei ihr sitzt die Blüte nicht auf dem Sproß, sondern es bildet sich ein besonderer Sproß für die Blüten aus, der aus einem »schlafenden Auge« des Wurzelbereichs kommt. Als Träger des »Geistkeims«, der Idee der Pflanzenart (⟶ Seite 21), kommt die Blüte der Indischen Narde von »innen«, nämlich aus einem »schlafenden Auge« der unterirdischen Wurzel. Dies ist in der Pflanzenwelt einzigartig, denn normalerweise entwickeln sich »schlafende Augen« aus den Blattachseln im Sproßbereich, nicht aber im Wurzelbereich. Es läßt sich daher bei dieser Pflanze nicht mehr unterscheiden zwischen Wurzel-, Blatt- und Blütenöl, zumal die Indische Narde ihr ätherisches Öl in allen ihren Organen speichert.

Der ganzheitliche Charakter des Nardenöls

Der Duft der bräunlichen Wurzelsproß-Essenz ist so unverwechselbar und eigenartig wie der Wuchs der Narde selbst. Er erinnert etwas an den strengen Geruch von Moor und Erde; der Geschmack dieser Essenz ist herb und bitter. Darin drückt sich der ganzheitliche Charakter der Narden-Essenz aus: weibliche (erdig, bitter, kühl) und männliche (streng, herb, warm) Eigenschaften sind in ihr gleichermaßen vorhanden. Wenn Sie einmal den Duft des Indischen Nardenöls mit dem erdigen, aber eher süßen Duft des Vetiverwurzelöls vergleichen, werden Sie beim Vetiveröl das Fehlen des herbstrengen Elements sofort bemerken.
Gewonnen wird das Nardenöl aus den braunbehaarten, verholzenden Wurzelsproßen.

Kleine Kulturgeschichte der Indischen Narde

Die Außergewöhnlichkeit der Indischen Narde war den Eingeweihten vieler alter Kulturen, vor allem der jüdischen, wohlbekannt: Sie verwendeten das Öl der Narde als heiliges Salb-

öl der Hohepriester und Könige (lesen Sie dazu »Das Hohelied Salomos« im Alten Testament).
Eine besondere Verwendung fand das Nardenöl durch Maria Magdalena, die Jesus von Nazareth mehrmals damit salbte. Im Johannes-Evangelium wird das Abendmahl in Bethanien, bei dem Jesus von seinen engsten Jüngern und Jüngerinnen festlich Abschied nahm, so beschrieben: »Maria indessen nahm ein Pfund kostbaren Nardenöls, salbte mit ihm die Füße Jesu und verrieb es an ihnen mit ihrem eigenen Haar. Und siehe, das Haus ward erfüllt vom Duft dieses herrlichen Öls.« (Joh. 12,1–3). Als Judas Ischariot gegen solche Verschwendung protestierte und empfahl, das Öl besser zu Geld zu machen und den Armen zu geben, sagte Jesus: »Du, lasse sie gewähren! Und sie soll das Öl für den Tag meiner Bestattung aufbewahren!« (Joh. 12,7).
In der jahrtausendealten indischen Medizin des Ayurveda wird die Essenz der Indischen Narde bis heute verwendet; man setzt sie ein bei Fieber, Nervosität, Epilepsie und Herzrhythmusstörungen. Im altindischen Sanskrit, der heiligen Schriftsprache der Inder, wird die Narde »Akashamansi« genannt – »akasha« bedeutet Äther, Urstoff, Urkraft oder Wort (im Johannes-Evangelium steht: »Im Anfang war das Wort, und das Wort ist ausgesagt für Gott, und Gott ist das Wort.« Joh. 1,1); »mansi« bedeutet fleischig. Der weißlich behaarte rötliche Stengel der Narde und deren nackte Wurzeln fühlen sich tatsächlich an wie Fleisch. Die Übersetzung des Wortes »Akashamansi« könnte also lauten: Die Urkraft im Fleisch oder das fleischgewordene Wort Gottes.

Welche Vorgänge in unserem Organismus unterstützt die Essenz der Indischen Narde?

Es gibt im menschlichen Körper nur ein Organ, das die Gegensätze der »männlichen Zusammenziehung« und der »weiblichen Entspannung« harmonisch und rhythmisch vereint: das Herz. Wenn die Herzkammern sich zusammenziehen (Systole), weiten sich die Vorhöfe des Herzens (Diastole) – und umgekehrt. In einem Herzschlag verbinden sich also Zusammenziehung und Entspannung – die geschlechtlich ge-

Indische Narde

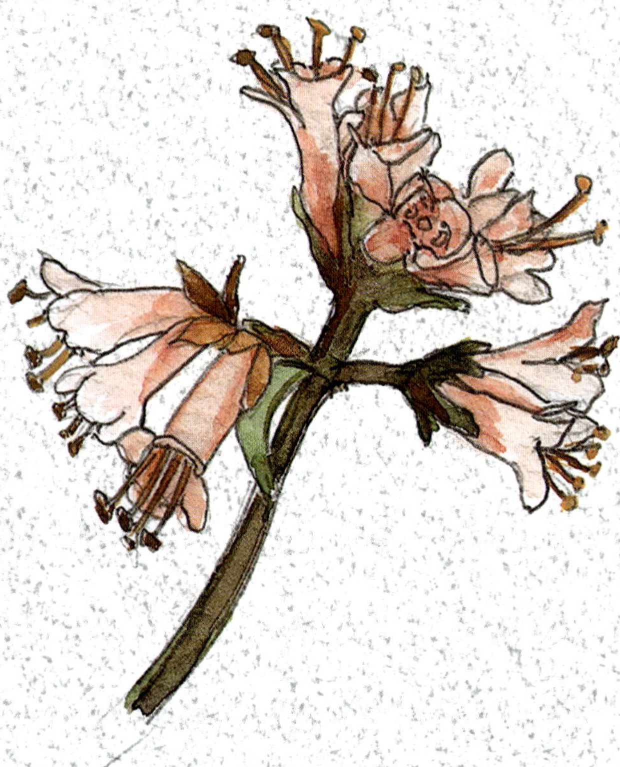

dein erdiger Duft
von den Gipfelfluren des Himalaja
birgt in sich, wie deine Heimat, die höchsten Höhen
und die tiefsten Tiefen - alle Gegensätze ausgleichend
wie das rhythmisch pulsierende menschliche Herz.

gensätzlichen Prinzipien. Das Gleiche gilt für die pulsierenden Schlagadern (Arterien), die sich ständig rhythmisch verengen und weiten.
Die Essenz der Indischen Narde fördert nun diese »Vereinigung der Gegensätze«, weshalb sie auch als »Königin der Essenzen« angesehen wird. Sie wirkt im wesentlichen auf das Herz, die Mitte des Menschen; als Folge davon, über das Herz-Kreislauf-System und das gesamte Nervensystem, anregend auf alle Organe und Gewebe des Körpers. Zugleich harmonisiert die Narden-Essenz alle Bereiche der Persönlichkeit eines Menschen.

Praktische Anwendung

Die Essenz der Indischen Narde wirkt nachweislich rhythmisierend auf das Herz und stärkt den Herzmuskel. Leichte Herzrhythmusstörungen, nervöse Herz- und Kreislauf-Beschwerden, Blutdruckschwankungen, zu hoher oder zu niedriger Blutdruck können durch diese Essenz ausgeglichen werden. Bei ernsteren Beschwerden gehen Sie bitte zum Arzt! Außerdem hat die Narden-Essenz eine ausgleichende, beruhigende Wirkung auf das gesamte Nervensystem (das Zentrale und das Vegetative Nervensystem), auf die Sinnesorgane und auf das Gehirn. Nervenschwäche, allgemeine Unausgeglichenheit und Einschlafstörungen können daher mit der Narden-Essenz gut behandelt werden. Auch auf den Unterleib wirkt die Essenz spürbar wohltuend. Im allgemeinen wirkt die Narden-Essenz auf alle Organe und Organsysteme, vom Kopf bis in den Unterleib, anregend und ausgleichend.
Die Einreibung des ganzen Körpers oder einzelner Körperbereiche regeneriert die Haut, lindert Hautallergien, regt die Durchblutung an und harmonisiert die Funktionen aller Hautschichten (Fertigpräparate: Indische Narden-Essenz, Dermarom-Narde; → Seite 28).

Indikationen

- Nervenschwäche
- Einschlafstörungen
- Allgemeine Unausgeglichenheit

Ausblick

Seit altersher wird gelehrt, daß der Mensch alle anderen Naturreiche – gemeint sind das mineralische, das pflanzliche und das tierische Reich – in sich zusammenfaßt (⟶ Tabelle, Seite 23). Diese alte Lehre belegen allein schon einfache Beobachtungen: Der Knochenbau unseres Körpers besteht beispielsweise vorwiegend aus mineralischen Knochensalzen. Aber auch der gesamte physische Körper gehört zur feststofflich-mineralischen Welt. Mit dem Sinnesorgan der Haut begreifen und betasten wir die mineralische »Körperlichkeit« unserer Umgebung. Auf dieser strukturierten Realität der Dinge baut die Wissenschaft ihre Lehre von Maß, Zahl und Gesetz auf.

Mit der Pflanze, die mit ihrem festen, mineralischen Körper und ihrer mineralischen Ernährungsweise (wassergelöste Salze) bereits das Mineralreich beinhaltet, haben wir den Säftekreislauf gemeinsam: Unser körperliches Wachstum, unser Stoffwechsel und unsere Fortpflanzung brauchen einen funktionierenden Säfte- und Flüssigkeitskreislauf (Blut- und Lymphsystem). Diese Funktionen unseres Lebens unterliegen dem pflanzlichen Bildungsprinzip, das hauptsächlich im Säftestrom gründet, und das sich auf der geistig-seelischen Ebene als die gesamte Schöpfung verbindende, strömende Liebe offenbart.

Beweglichkeit und Fortbewegung sind Eigenschaften, die wir mit dem Tier gemeinsam haben. Das Tier hat wie die Pflanze einen mineralischen Körper und einen Säftekreislauf, ist aber nicht fest in der Erde verwurzelt – es kann sich aus eigener Kraft fortbewegen. Die Eigenschaften der Bewegung des Tieres sind Rhythmus und Harmonie. Für diese Fähigkeit bedurfte es einer völlig neuen Organisation des Organismus, denn Fortbewegung gründet in einem inneren Antrieb. Das Tier hat der Pflanze daher eine Innerlichkeit voraus, die sich auch in der Ausbildung von inneren Organen und Leibeshöhlen zeigt. Die Versorgung dieser inneren Organe geschieht über die Atmung und die Verdauung, die sich ebenfalls in harmonisch rhythmischen Bewegungen vollziehen. Eine Gemeinsamkeit von Pflanze und Tier besteht darin, daß sie einen Duft oder einen Geruch ausströmen – und alles, was

eine Seele hat, duftet. Mit unserem Geruchssinn nehmen wir über die Nase diese Beseelung, diesen Duft, wahr.
Die Pflanze ist allerdings gewissermaßen von außen (durch Sonnenlicht und Wasser), das Tier hingegen von innen beseelt. Die Seele ist somit das antreibende, bewegende »Element« des Tieres. Zur Erfüllung ihrer Aufgaben bedarf die Seele einer ständigen Versorgung mit Energie. Diese Energie wird über die Leber durch die Verbrennung von Zucker gewonnen und über das Blut in die Zellen des Körpers gebracht.
Alle diese Eigenschaften faßt der Mensch in sich zusammen. Darüber hinaus besitzt er aber noch Eigenschaften, die allein geistiger Art sind. Dabei zeichnen nicht nur Selbstbewußtsein, Denkvermögen und eigener Wille den Menschen als geistiges Wesen aus, sondern noch andere geistige Qualitäten, die in der Religion ihren Ausdruck finden.
Jeder Mensch hat ein rein geistiges Spiegelbild, das in der christlichen Kultur als Engel bezeichnet wird. Von seinem Engel erfährt der Mensch inneren Frieden und innere Stille. Wenn Frieden und Stille in einem Menschen einziehen, ist er seinem Engel nahe. Er wird durch die geistigen Schwingungen innerlich wie ein Instrument neu »gestimmt«, wodurch er an Leib und Seele regeneriert. Um seinem Engel nahezukommen, bedarf es des Sinnesorgans Gehör; mit seiner Hilfe kann der Mensch die Stille in sich »hören«.
Wenn der Mensch reine Freude und höchste Liebesgefühle erfährt, hat er teil an einer höheren geistigen Sphäre – an der Welt der Seraphim. Dies ist die Welt der Freude, des Lichts und des geistigen Feuers. Durch die innere Berührung dieser Welt, durch die Verbindung mit der begeisternden Lichtkraft des Seraphs beginnen die Augen des Menschen zu strahlen.
In seinem Selbstbewußtsein, in der Erkenntnis, »Ich« zu sagen, drückt sich die Verbindung des Menschen zur höchsten Wahrheit, zu Gott oder zur Ganzheit allen Lebens aus. Dieses Selbstbewußtsein stellt, wie auch der Geruchssinn oder der Tastsinn, ein Sinnesorgan des Menschen dar und kann als sein »Ich«-Sinn bezeichnet werden.

Der Mensch faßt so nicht nur alle Naturreiche in sich zusammen, sondern er verbindet Geist und Natur oder Himmel und Erde. Der organische Ausdruck dieser Verbindung ist das Herz des Menschen.

Meditation auf die Essenzen

Als Anregung, Stärkung und zum Ausgleich aller dieser, in Ihnen angelegten Lebensstufen möchte ich Ihnen empfehlen, sich selbst Texte für die Meditation aufzuschreiben, die Sie für die jeweilige Wirkung »Ihrer« Essenz als passend empfinden. Ihr Text zu den Essenzen des Lemongrases und der Pfefferminze könnte vielleicht lauten: »Ich ziehe mich nach innen in die Stille zurück, bis ich nichts Äußeres mehr höre und auch meine Gedanken schweigen. Ich spüre, wie aus dieser Stille ein wunderbarer, innerer Friede in mir aufsteigt. Ich atme den festigenden und kühlenden Duft dieser Essenzen tief in mich ein.« Beachten Sie dabei, daß jeweils zwei einander ergänzende Essenzen einer bestimmten Lebensstufe entsprechen (⟶ Tabelle, Seite 23). Eine wertvolle Hilfe bei der Erstellung Ihrer eigenen Meditations-Texte können meine Gedichte zu jeder Essenz und die Tabelle auf der Seite 23 sein.
Sie können die Texte innerlich sprechen, während Sie sich beispielsweise mit »Ihrem« Öl einreiben. Auf diese Weise ergänzen und vertiefen Sie die praktische Anwendung Ihrer Heilkräuter-Essenz-Therapie auf geistig-seelischem Wege.
Wenn Sie lieber mit einer schönen Musik meditieren, sich von sanften, reinen Tönen in »Ihre Stille« begleiten lassen möchten, vertrauen Sie sich der Musik-Cassette »Tanz der ätherischen Öle« an (Komposition und Musik von Rick Abao, Texte von D. Gümbel; zu beziehen über:
Rick Abao, Rosenstraße 12, 76593 Gernsbach-Staufenberg, Tel.: 07224/67080, Fax 07224/7896).

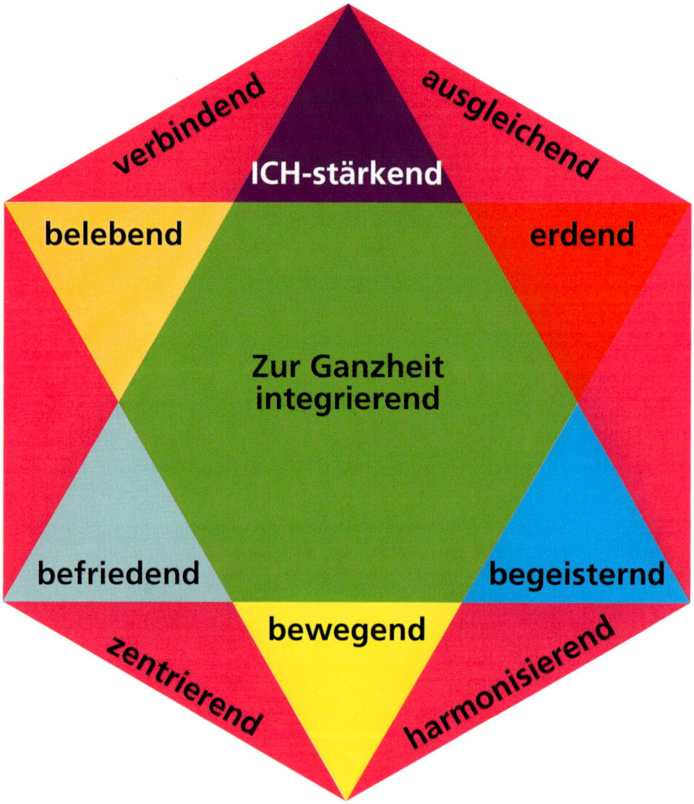

Komplementär-Farben-Hexagramm nach Dr. Gümbel
Derma-Color-Therapie

Derma-Color-Therapie

Heute leben wir in einer Flut von Farben. In Medien und Mode wird gezielt um uns geworben, um ganz bestimmte, meist unbewußte Reaktionsweisen auszulösen. Um dieser Überschwemmung an Farben und unkontrollierten Reaktionen nicht zu erliegen oder durch Überreizung gar krank zu werden, kann man ihre Wirkungen bewußt erfahren und ihre tieferen Bedeutungen erkennen lernen.
Die sieben Regenbogenfarben sind Ausdruck von kosmischen Lebenskräften, die gleichermaßen in uns leben und so von außen stimuliert werden können. Dies ist die Grundlage einer Therapie, die die Gesundheit an Leib, Seele und Geist über die Haut und die Augen stärkt.
Farben haben tiefe seelische Wirkungen, die jedermann z. B. bei einem schönen Sonnenuntergang schon erleben konnte. Und Farben erheitern und durchlichten unseren Alltag, sie machen Freude.
Es geht nun hier darum, den Bezug der Farben des Spektrums zur Funktion der Haut aufzuzeigen und die ganzheitliche Wirkung der Farben darzustellen: Im Sinne der Heilkräuter-Essenz-Therapie ist ja die Haut anatomisch und physiologisch ein Spiegel des ganzen Menschen an Leib, Seele und Geist mit all seinen Organfunktionen. So wie man z. B. mit ätherischen Ölen über die Haut die Organfunktionen im Inneren des Körpers stärken kann, kann man dies mit der farbigen Bestrahlung der Haut gleichfalls tun.
Licht ist nach moderner physikalischer Erkenntnis Information in Form von Schwingungen (Frequenzen), die auf andere Systeme eingestrahlt und auf diese übertragen werden können. Farben sind genau definierte Bandbreiten von in bestimmten Wellenlängen schwingender Lichtteilchen (Photonen).
Das Sinnesorgan Auge ist das Lichttor zu unserem Bewußtsein über das Gehirn mit nachfolgenden Wirkungen auf das vegetative Nerven- und Hormon-System (neural-humoraler-Regelkreis). Das heißt, Licht und Farbe steuern und beeinflussen unsere Leistungen, seelische Stimmungen und physiologische Funktionen unserer Organe. Die Anatomie konnte nachweisen, daß das Auge mit dem vegetativen Nerven-

system, welches der seelischen Steuerung und nicht dem Willen unterliegt, verbunden ist.
Farben beeinflussen seelische Stimmungen, sie »stimmen« uns und stimulieren so (bewußt oder unbewußt) unsere Seele, wie ein Musiker sein Instrument. Sie steuern die physiologischen Funktionen unserer Organe und damit unsere Leistungen.
Farben sind Licht und ihr größtes Geheimnis ist, daß sie erst für denjenigen wirklich leuchten, der ihre wirkliche Bedeutung erfahren hat und mit der entsprechenden inneren Stimmung beantwortet.
Farbtherapie ist Lichttherapie und hat in der Tat die Bedeutung, den Menschen von innen her zu erleuchten. Wir erfahren es ja täglich neu: Farben machen froh und beleben.
Da jeder Farbe ein körperlich-organischer Prozeß entspricht und zugleich einer inneren Stimmung in unserem Selbst, kann ein inneres »Mitschwingen«, eine Resonanz erfahren und erlebt werden. Und wer das erfährt, der erlebt eine heilende psychosomatische Resonanz. Das zeigt sich so, daß wer eine bestimmte Farbe zur Anregung braucht, diese für ihn außerordentlich liebenswert wird und zu leuchten beginnt, d.h. er erlebt sie intensiver als derjenige, der nicht in Resonanz zu dieser Farbe steht. Die äußere Farbe hat sich mit der inneren Funktion, mit der inneren Schwingung verbunden.
Johann Wolfgang von Goethe ist der Begründer der modernen Farbpsychologie, basierend auf seinen physikalisch-wissenschaftlichen Studien. Heute aber interessieren uns darüber hinaus die körperlichen Auswirkungen auf die inneren Organe und die verschiedenen Schichten und Funktionen der Haut. Da aber die Haut physiologisch aufs engste mit allen anderen inneren Organen verbunden ist, werden wir diese im Rahmen der »Derma-Color-Therapie« mit beleuchten.
Kommen wir nun zu den einzelnen Farben des Regenbogens: Wir nehmen uns einmal vor, bei seinem nächsten Erscheinen eine Weile stehenzubleiben, um ihn ganz genau zu betrachten. Da steht er wie eine Brücke über dem Tal.

Der oberste Ring ist Rot, sich darunter auflichtend zum Orange und weiter bis zur hellsten Farbe Gelb. Das Grün zeigt die Mitte zwischen den oberen warmen Rottönen und den nun nach unten folgenden kalten Blautönen. Auf das Grün folgt weiter nach unten nun das grünblaue Türkis, das sobald in das kühle dunkle Blau übergeht und im leuchtenden geheimnisvollen Violett ausklingt. Alle Farben sind so weich, transparent und feinstofflich, ein sanftes leuchtendes Band, das oft wiedergewonnenen Frieden nach einem tobenden Gewitter signalisiert.
Dem Betrachter des Regenbogens zeigt sich also eine Farbabfolge von oben Rot nach unten Violett. Nun ist Rot die dichteste, langwelligste Farbe und Violett die energiereichste und kurzwelligste Farbe. Es scheint also eine gewisse Umkehrung gegenüber unseren sonstigen natürlichen Gegebenheiten zu sein, wo doch die dichte materielle Erde unten und der Lichtenergie aussendende Himmel oben ist. Im Regenbogen scheinen sich diese Gegensätze in einem Band zu vereinigen, wobei die dichtesten und warmen langwelligen Farben von den kalten energiereichen himmlischen-blauen Farbtönen getragen werden. Es sei aber hinzugefügt, daß bei doppelten Regenbögen der zweite die umgekehrte Reihenfolge aufweist, also spiegelbildlich zum ersten mit Violett oben und Rot unten. Doch letzteres Phänomen ist seltener zu beobachten.
Rot steht für die Materie, für die Verdichtung und Verfestigung. Rot allein stärkt den Materialismus und betont die körperlichen Aspekte des Leibes, wie z. B. in der Sexualität und E-rot-ik. Rot steht für die Schöpfungsebene des Mineralischen. Ist man dieser dichtesten aller Farben zu einseitig ausgesetzt, verführt sie zu Aggression, Zerstörung und Zorn. Der positive Aspekt dieser Farbe ist die Herstellung einer gesunden Erdbindung, die Hinwendung zur Materie oder auch zur körperlichen Liebe. Rot fördert den Aufbau der Vitalität durch die Anregung der Keimdrüsenfunktion und der Verdauung des Darmes. Es ist die »wärmste«, ja die »heißeste« aller Farben, sie aktiviert! Ihre Komplementärfarbe ist das kühle beruhigende Türkis.

Tab. 1 Wirkungsbeziehungen der Schöpfungsebenen, Essenzen und inneren Organe nach Dr. rer. nat. Gümbel

Schöpfungsebenen: 7 Seelen	*Sinnesorgane Sinne*	*Essenz-Gruppen*	*Essenzen*	♂ ♀	*Wirkung*	*Verinnerlichte Wirkung*	*Innere Organe*
7. ER (Gott) Ganzheit	Hypophyse ICH-Sinn	Frucht (Blüte, Samen)	Zitrone Orange	♂ ♀	Konzentration Intuition	ganzheitl. Bewußtsein	Hypophyse Nervengewebe Hormonsrüsen
6. Seraph Macht, Freude, Licht	Augen Sehsinn	Blatt (Sproß)	Kiefer Eukalypt.	♂ ♀	Ausatmung Einatmung	gesteigerte Ausstrahlung	Atmung Lunge – Schilddr.
5. Engel Friede, Stille, Musik	Ohren Gehörsinn		Lemongr. Minze	♂ ♀	Antikörper Freßzellen	friedvolles Gemüt	Abwehr Milz – Thymus
4. Mensch das Erkennen das Wort die Verbindung	alle Sinne vereinend		Indische Narde	♂+♀	Integration	Der MENSCH Erkennen	Kreislauf Herz Vegetatives Nervensystem
3. Tier Rhythmus, Be- wegung, Harmonie	Nase Geruchssinn		Rosmarin Lavendel	♂ ♀	energieförd. energiespa- rend	harmonischer Charakter	Energiegewinn Leber – Inselorgan
2. Pflanze strömende Liebe Wachstum	Mund Geschmacks- sinn		Thymian Salbei	♂ ♀	ausschwem- mend aufsaugend	liebevoller Charakter	Wasserhaushalt Niere – Nebenniere
1. Mineral Maß, Zahl, Gesetz Wahrheit	Haut Tastsinn	Wurzel (Holz)	Sandelh. Vetiver	♂ ♀	Abbaustoffw. Aufbaustoffw.	klarer wahrhaftiger Charakter	Stoffwechsel Darm – Keimdr.

himmlisch (rows 7–4) | irdisch (rows 4–1)

Rot verstärkt die Wirkung der Wurzel- und Holzessenzen, wie Vetiverwurzel- und Sandelholzöl.

Orange ist eine Mischfarbe und entsteht durch die Auflichtung des Rot mit Hilfe des Gelb. Es kommt also mehr Licht und Feinstofflichkeit in die materielle Welt und die feste Leiblichkeit. Mit Orange kommt etwas in Bewegung, kommt etwas in Fluß, eine Entwicklung beginnt.
Orange ist die richtige Farbe zur Anregung der Säftezirkualtion und des Lymphflusses. Orange wirkt auflösend auf verfestigte Strukturen in jedem Sinne. Die Pflanzen sind die ersten vielzelligen Organismen, die einen geschlossenen Säftekreislauf ausbilden. Dem entspricht in uns die Lymphzirkulation und der Wasser- bzw. Mineralhaushalt, der durch die Nieren, Nebennieren und den Darm reguliert wird. Die Schöpfungsebene der Pflanzen lebt in einer fließenden, wachsenden und liebenden Welt. Durch die Photosynthese verbinden sie Licht mit Materie, Himmel und Erde. In ihrer Komplementärfarbe Blau wachsen sie am besten, wie der englische Farbtherapeut Theo Gimbel nachgewiesen hat. Sie wollen den kalten blauen Himmel mit der warmen Erde verbinden. Orange verstärkt die Wirkung von Salbei und Thymianöl.

Gelb ist nach Goethe die Farbe, die dem Licht am nächsten kommt. Gelb steht für die aufgelichtete Materie und durchgeistigte Leiblichkeit. Es ist die Farbe der Auferstehung am Ostermorgen. Gelb ist auch eine sehr bewegende Farbe, die die Ausbildung einer feinstofflichen Seele über die Leberfunktion anregt. Die Schöpfungsebene des Tieres zeichnet sich durch eine warme, fühlende Seele aus, das sich gegenüber der Pflanze von der Erde loslösen konnte, um sich rhythmisch und harmonisch im Schwimmen, Springen oder Fliegen in der Bewegung zu erleben. Das verflüchtigende Gelb braucht als Komplementärfarbe die volle göttliche Schöpferkraft des Violett. Gelb verstärkt die Wirkung von Rosmarin- und Lavendelöl.

Grün ist die Oberfläche dieser Erde, weil die grünen Pflanzen die Aufgabe haben, das Licht der Sonne herabzuholen.

Tab. 2 Wirkungsbeziehungen der Essenzen und Farben

Gruppe der Essenzen	*Name der Essenz*	*Charakter*	*Organ-system*	*Körperliche Wirkung*	*Geistig-seelische Wirkung*	*Sinne*	*Lebens-stufen*
Blüten-Essenzen (Frucht-/Samen-Öle)	Zitrone	Männlich	Nerven-gewebe, Hypophyse, Hormon-drüsen	Nerven-stärkung	Konzen-tration, Wachheit	Hypophyse (Ich-Sinn)	Ganzheitli-ches Be-wußtsein (Thema: Gott)
	Orange	Weiblich		Nervenent-spannung	Intuition, Aufge-schlossen-heit		
Blatt-Essenzen (Sproß-Öle)	Kiefer-nadel	Männlich	Atemtrakt, Lunge Schild-drüse	Ausatmung vertiefend	Innere Ruhe, Stärke	Augen (Seh-Sinn)	Macht, Freude, Licht (Thema: Seraph)
	Euka-lyptus	Weiblich		Einatmung vertiefend	Befreiung, Gelassen-heit		
	Lemon-gras	Männlich	Abwehr-system, Milz,	Erwärmung	Gefestigtes Gemüt	Ohren (Gehör-Sinn)	Friede, Stille Thema: Engel)
	Pfeffer-minze	Weiblich	Thymus-drüse	Kühlung	Gelöstheit		
	Indische Narde	Männlich/ Weiblich	Herz, Blut-kreislauf, Vegetatives Nerven-system	Regulie-rung aller Organe	Erkennen, Verbun-denheit Integration	Alle Sinne vereinend	Alle Stufen vereinend, das Wort (Thema: Mensch)
	Rosmarin	Männlich	Energie-haushalt, Leber, Bauchspei-cheldrüse	Energie-steigerung	Ausstrah-lung von Wärme	Nase (Geruchs-Sinn)	Rhythmus, Bewegung, Harmonie (Thema: Tier)
	Lavendel	Weiblich		Energie-sammlung	Beruhi-gung, Re-generation		
	Thymian	Männlich	Flüssig-keits-, Mineral-haushalt, Nieren, Neben-nierenrinde	Entgiftung Aus-schwem-mung	Innere Reinigung	Mund (Ge-schmacks-Sinn)	Wachstum, Entwick-lung (Thema: Pflanze)
	Salbei	Weiblich		Halten von Flüssig-keit, Auf-saugung	Geduld		
Wurzel-Essenzen (Holz-Öle)	Sandel-holz	Männlich	Stoffwech-sel, Darm-Keim-drüsen	Abbau, Ausschei-dung	Festigung, Gestaltung	Haut (Tast-Sinn)	Maß, Zahl, Gesetz, Wahrheit (Thema: Mineral)
	Vetiver-wurzel	Weiblich		Aufbau, Aufnahme	Erdung		

Dies tun sie mittels der Farbe Grün, mit dem Blattgrün des Chlorophylls, und bilden den Zucker und alle Kohlenhydrate als Ernährungsgrundlage aller Kreatur. Die Farbe Grün steht für Verbindung, für Synthese von Gegensätzen, wie es selbst als Mischfarbe aus der hellsten Farbe Gelb und der dunkelsten (Blau) entsteht. Sie ist somit eine sehr ausgleichende harmonisierende Farbe, wie wir auch bei einem Waldspaziergang bemerken können. Grün ist die Farbe des Herzens und der Mitte zwischen Himmel und Erde und somit die Farbe des alles verbindenden Menschen. Grün steht der Welt des Himmels genauso offen wie der Welt der Erde. Seine Komplementärfarbe ist eine große Überraschung, denn sie ist nicht Bestandteil der Regenbogenfarben. Es ist das Purpur oder Magenta, welches aus den größten Gegensätzen im Farbspektrum entsteht: aus dem materiellen Rot und dem göttlichen Violett. Grün verstärkt die Wirkung der Indischen Narde.

Türkis entsteht aus der Mischung von Grün und Blau, steht also zwischen der Welt des Himmels und des Menschen, in dem die Schöpfungsebene des Engels zuhause ist. Diese Farbe verbindet den Menschen mit der geistigen Welt und hilft ihm Frieden, Besinnung und Stille zu finden. Das Meer hat in bestimmten Regionen, wie in der Südsee oder Karibik, oft eine wunderbar starke türkise Farbe. Es sind die warmen Korallenmeere, in denen die schönsten Unterwassergärten aller Meere zu bestaunen sind, wie himmlische Unterwasserparadiese einer »überirdischen« Welt. Türkis stärkt den Engel in uns und somit unsere auf unsere Individualität aufgebauten Abwehrkräfte. Türkis fördert die Funktion der Abwehrorgane wie Thymus und Milz, sowie das gesamte retikulo-endotheliale System. Die Farbe regt uns an, meditativ in die Stille und in unser Inneres zu lauschen, macht uns empfänglich für höhere Eingebungen (Intuition). Türkis stärkt die Wirkung des Pfefferminz- und des Lemongrasöls.

Blau ist die Farbe des Himmels und wirkt geistig anregend. Blau führt uns hinein in die Welt des Geistes, zu den Ideen und den himmlischen Offenbarungen. Die Begeisterung offenbart sich bei uns in der Sprache und im Verbrennungsstoffwechsel, der von der Schilddrüse und der Lunge gesteuert wird. Blau hat beruhigende Wirkung und ungeheuer formende und gestaltende Eigenschaften. Für die irdischen Belange wirkt es eher kühl bis zur eisigen Kälte des Stahlblau oder des kosmischen Blauschwarz. Blau macht empfänglich für himmlische Weisheiten, ist eine intuitive Farbe. Spiritualität und höchste Be-geist-erung vermittelt diese Farbe. Die Schöpfungsebene der Seraphim, eine Engelhierarchie, sind die Träger dieser Eigenschaften und Träger der allerhöchsten Liebesglut. Sie leben in diesem spirituellen Blau. Das warme Orange ist die Komplementärfarbe zum kalten Blau, das zugleich die dunkelste aller Farben ist. Blau stärkt die Wirkung von Eukalyptus und Kiefernadelöl.

Violett als »höchste« Farbe ist erstaunlicherweise eine Mischfarbe und entsteht aus dem irdischen Rot und dem spirituellen Blau. Diese Farbe faßt also Erde und Himmel in einer Einheit zusammen. Sie zeigt somit Ganzheitlichkeit, und dies ist eine Eigenschaft Gottes. Im Violett bewegt sich Seine allmächtige Schöpferkraft. Violett aktiviert zur Kreativität als das tatsächliche Handeln in der Materie nach geistigen Vorbildern oder Ideen. Violett regt therapeutisch zu einem ganzheitlichen Bewußtsein und Leben an. Seine Komplementärfarbe ist das lichte Gelb der Feinstofflichkeit, der durchlichteten Materie der neugeschaffenen Auferstehungsleiblichkeit. Violett stärkt die Wirkung von Orangen- und Zitronenöl für ein höheres Selbstbewußtsein.

Wirkungsbeziehungen von *Farben, Schöpfungsebenen*
und *Organen* nach Dr. rer. nat. Gümbel

Sinnesorgane	Chakren/Hormondrüsen
außen	innen

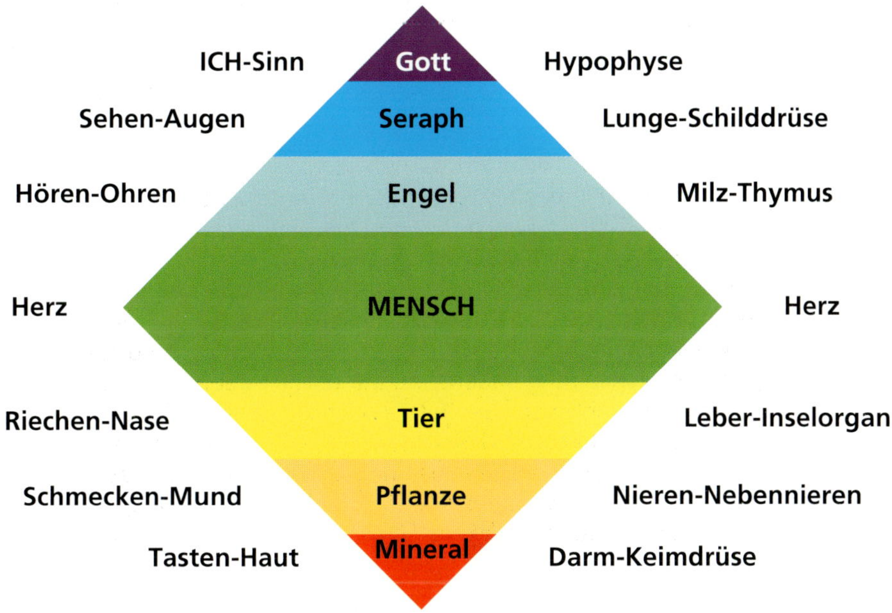

Schöpfungsebenen im Menschen

Wie wirkt die Heilkräuter-Essenz-Therapie in der Hautpflege?

Unsere Haut ist dreifältig organisiert als Epidermis (Oberhaut), Corium (Lederhaut) und Subcutis (Unterhautfettgewebe), wie der Körper des Menschen: Kopf, Oberkörper, Unterkörper, oder die Pflanze: Blüte, Sproß, Wurzel.

Unterkörper und Unterhaut
Mit den ätherischen Wurzel-, bzw. Holzölen der Pflanzen wie z. B. Vetiver und Sandelholz können wir das Unterhautfettgewebe mit ihrem Fettstoffwechsel (z. B. Cellulite), und zugleich die Verdauungsfunktionen harmonisieren.

Oberkörper und Lederhaut
Mit den Blatt- oder Sproßölen, wie z. B. Rosmarin und Lemongras können wir die Hautdurchblutung und Blutzirkulation sowie die Funktion aller Kreislauforgane stärken und anregen.

Kopf- und Oberhaut
Mit den Blüten-, Frucht und Samenölen, wie z. B. die Fruchtschalenöle Zitrone und Orange, können wir die Oberhautpfle-

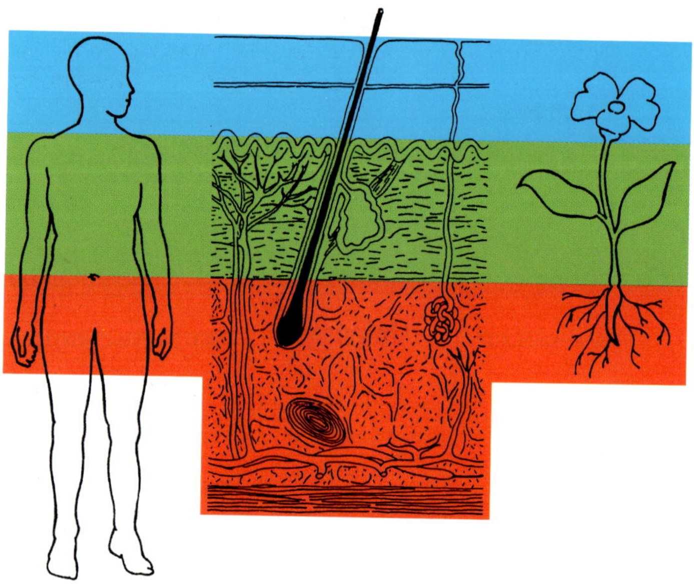

ge und die Stärkung aller ihrer Funktionen wie Zellregeneration, Hornbildung und Bräunung (Pigmentierung) anregen, sowie die geistige Konzentration oder Intuition stärken helfen.
Aus den bisher in verkürzter Form geschilderten Erkenntnissen und Erfahrungen läßt sich nun die Heilkräuter-Essenz-Therapie ableiten. Die Therapie gründet in dem Prinzip, daß Heilung von außen stets bewirkt wird durch die Übertragung gleicher oder ähnlicher Kräfte.
Dieses Prinzip ähnelt der Vorgehensweise der Homöopathie (Ähnliches wird durch Ähnliches geheilt). Bei der Heilkräuter-Essenz-Therapie setzen wir aber nicht beim Krankheitsbild oder den Symptomen an. Wir gehen vielmehr von den gesunden Funktionen der Organe und Organsysteme des Menschen aus, die durch die Anwendung des entsprechenden Öles gestärkt werden.

Lupenleuchte-CT mit Derma-Color-Therapie Dr. rer. nat. Gümbel

Farbauswahl: Die Kosmetikerin schlägt eine Auswahl vor, doch die Kundin entscheidet allein welche Farbe ihr am besten gefällt und nur diese darf zur Anwendung kommen!

Bedampfung: mit Hauttypen-Duft-Essenzen von Dr. Gümbel je nach Hauttyp oder nach den Empfehlungen der Heilkräuter-Essenz-Therapie

Reinigung: vor der Bestrahlung unbedingt notwendig!

Behandlung: Bestrahlung nur in entspannter liegender Stellung der Kundin

Heilkräuter-Essenz-Therapie: 1 Tröpfchen des empfohlenen äther. Öls auf ein Kleenex-Tuch zur Duftprobe reichen und bei uneingeschränkter Akzeptanz auf das Dekolleté der Kundin während der Bestrahlung zur Inhalation plazieren.

Bestrahlungszeit: ca. 5–10 Min. bei völlig abgereinigter Haut (jegliches aufgetragene kosmetische Präparat verhindert das Eindringen der Farbstrahlen und somit die therapeutische Wirkung des Farblichts)

Wechsel der Farbfilter: nur seitlich neben der Kundin, nicht über ihr, da diese sonst geblendet wird.

Farben und Hautfunktionen nach Dr. Gümbel

Fördert die Bildung der Hornschicht und aller anderen schützenden Funktionen (Säureschutz- und Hydrolipidmantel) einschließlich den Lichtschutz vor UV-Strahlen (Pigmentierung).
Hauttyp: Bei empfindlicher Haut.
Heilkräuter-Essenz-Therapie mit Zitronen- oder Orangenschalenöl.

Komplementärfarben-Bestrahlung zum Abschluß: 30 Sek.– 1 Minute wichtig zur Harmonisierung der Kundin, aber nicht länger, da sonst die therapeutische Wirkung der ersten Farbe wieder aufgehoben wird.

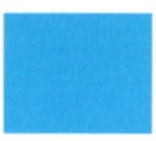

Sensibilisiert die Freien Nervenendigungen und harmonisiert den Verhornungsprozeß; schwächt die Entzündungsbereitschaft;
Hauttyp: Bei fetter Haut, Akne und Dyskeratosen.
Heilkräuter-Essenz-Therapie mit Eukalyptus- oder Kiefernadelöl

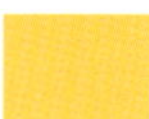

Komplementärfarben-Bestrahlung zum Abschluß: 30 Sek.– 1 Minute
wichtig zur Harmonisierung der Kundin, aber nicht länger, da sonst die therapeutische Wirkung der ersten Farbe wieder aufgehoben wird.

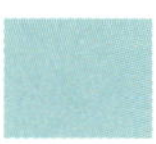

Stärkt die Lymphzirkulation, Gewebswasserversorgung und alle Abwehr- und Verheilungsprozesse nach Verletzungen.
Hauttyp: Bei trockener Haut.
Heilkräuter-Essenz-Therapie mit Pfefferminzöl oder Lemongrasöl

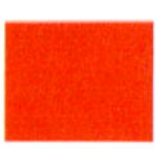

Komplementärfarben-Bestrahlung zum Abschluß: 30 Sek.– 1 Minute
wichtig zur Harmonisierung der Kundin, aber nicht länger, da sonst die therapeutische Wirkung der ersten Farbe wieder aufgehoben wird.

Wirkt ausgleichend auf alle Funktionen der Basalzellenschicht und harmonisiert die sekret. Funktion sämtlicher Hautdrüsen.
Hauttyp: Bei Mischhaut und Seborrhoe.
Heilkräuter-Essenz-Therapie mit Indischem Nardenöl oder andere.
Komplementärfarben-Bestrahlung zum Abschluß: 30 Sek.– 1 Minute
wichtig zur Harmonisierung der Kundin, aber nicht länger, da sonst die therapeutische Wirkung der ersten Farbe wieder aufgehoben wird.

Erhöht die kapillaren Funktionen der Papillenschicht und den Energiestoffwechsel, sensibilisiert Temperatur- und Tastsinn.
Hauttyp: Bei atrophierter Haut.
Heilkräuter-Essenz-Therapie mit Rosmarin- oder Lavendelöl.
Komplementärfarben-Bestrahlung zum Abschluß: 30 Sek.– 1 Minute
wichtig zur Harmonisierung der Kundin, aber nicht länger, da sonst die therapeutische Wirkung der ersten Farbe wieder aufgehoben wird.

Stärkt die Wasserbindefähigkeit und das Quellvermögen des Bindegewebes mit seiner kolloidalen Struktur.
Hauttyp: Bei dehydrierter Haut.
Heilkräuter-Essenz-Therapie mit Salbei- oder Thymianöl.
Komplementärfarben-Bestrahlung zum Abschluß: 30 Sek. – 1 Minute
wichtig zur Harmonisierung der Kundin, aber nicht länger, da sonst die therapeutische Wirkung der ersten Farbe wieder aufgehoben wird.

Fördert die Durchblutung, Durchwärmung und Stoffwechselanregung der gesamten Haut, sowie den Fettstoffwechsel der Subcutis.
Hauttyp: Bei adipöser Haut (Cellulite) oder atropher Subcutis.
Heilkräuter-Essenz-Therapie mit Sandelholz- oder Vetiveröl.
Komplementärfarben-Bestrahlung zum Abschluß: 30 Sek.–1 Minute
wichtig zur Harmonisierung der Kundin, aber nicht länger, da sonst die therapeutische Wirkung der ersten Farbe wieder aufgehoben wird.

Ausbildung und Seminare: Derma-Color-Therapie/Heilkräuter-Essenz-Therapie über Bio-Kosmetik Dr. Gümbel: F-68140 Günsbach/Elsaß,
Tel: 0033-8977-0724
Dr. A. Schweitzerstr. 10, Fax: 0033-8977-2633

Literatur: *D. Gümbel*, Ganzheitliche Therapie mit Heilkräuter-Essenzen,
Karl F. Haug Verlag, Heidelberg 1993.

Farblicht geht unter die Haut

Das unterschiedliche Absorptionsverhalten einzelner Hautschichten ist der wesentliche Ansatzpunkt der Derma-Color-Therapie nach Dr. Gümbel. Die direkte Wirkung unterschiedlicher Wellenlängen (= Farben) auf einzelne Hautschichten beeinflußt die Anwendung in der apparativen Kosmetik.
Über das Auge erreichte seelische Stimulationen durch Lichtreize sind dabei von ergänzender Bedeutung. Denn die Haut selbst spiegelt seelische und physiologische Prozesse in ihrer Durchblutung und in ihrem Stoffwechsel wider. Sie fokussiert äußere Reize wie Licht, Farbe, Temperatur und Berührung wie ein riesiges Brennglas über das Nervensystem auf die inneren Organe und stimuliert das seelische Erleben. Die Haut ist das ganzheitlichste Organ des Menschen.
Gezielte Farbbestrahlung beeinflußt innere Abläufe durch die nervliche und hormonelle Steuerung der erreichten Hautschichten. Je langwelliger das Licht, desto tiefer dringt es in

Die technischen Daten:

Lupenleuchte CT

Artikel-Nr.	8417
Elektrische Werte:	220 Volt/50 Hz
Leistung Kaltlicht:	2×9 Watt
Leistung CT-Lampe:	2×80 Watt
Lupenstärke:	3,5 Dioptrien
Gewicht Leuchte:	ca. 6 kg

Farbfilter:	*Artikel-Nr.*
Violett:	8417.1
Blau:	8417.2
Türkis:	8417.3
Grün	8417.4
Gelb:	8417.5
Orange:	8417.6
Rot:	8417.7

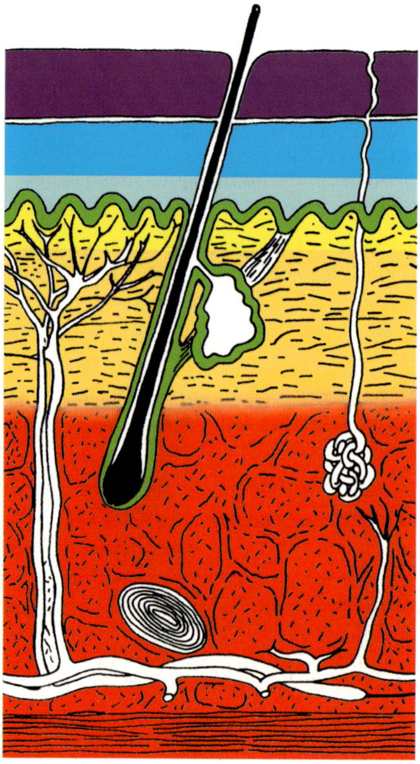

Therapiekarte
nach Dr. Gümbel

die Haut ein. Dort regt es z. B. die Bildung von Hormonen oder die Aktivierung von Stoffwechselprozessen an.
Mit der Lampe CT kann die Kosmetikerin so die Funktion der Haut unterstützen und regulieren. Hautfunktionsstörungen können gemildert oder behoben werden.

IONTO-COMED GmbH
76344 Eggenstein-Leo. 1
Boschstraße 5
Telefon 07 21/97 70-0
Fax 07 21/97 70-2 90
Germany

IONTO-COMED Leipzig GmbH
04808 Nischwitz
Industriegebiet
Telefon 0 34 25/89 04-0
Fax 0 34 25/89 04-2 90
Germany

Zum Nachschlagen

Lexikon

Abbaustoffwechsel (Androgen-Wirkung): Funktion des Stoffwechsels, bei der unter Verbrauch von Sauerstoff und der Freisetzung von Energie (Verbrennung) organische Verbindungen (zum Beispiel Zucker) in ihre mineralischen Bestandteile zerlegt und ausgeschieden werden.

Arterien: pulsierende, muskulöse Blutgefäße, die das Blut vom Herzen wegführen.

Aufbaustoffwechsel (Östrogen-Wirkung): Funktion des Stoffwechsels, die die Bildung von Zell- und Bindegewebe durch Speicherung von Fett, Nährstoffen und Wasser reguliert.

Cellulite: Fettansammlung der weiblichen Haut mit typisch wellenförmiger Struktur.

»Drittes Auge«: sechstes der insgesamt sieben Sinnesorgane, das der Hypophyse oder Hirnanhangdrüse entspricht. Die Öffnung dieses »Auges« ermöglicht eine umfassende, ganzheitliche Schau des Lebens.

»Freßzellen«: Abwehrzellen, weiße Blutkörperchen oder Thymus-Lymphozyten, die Krankheitserreger und Giftstoffe (Antigene) auffressen und neutralisieren.

Hormone: Signalstoffe, die Stoffwechselabläufe in den inneren Organen auslösen.

Hormondrüsen: Hormonbildende Organe, die durch innere Ausscheidung die Hormone ins Blut abgeben (Epiphyse, Hypophyse, Schilddrüse, Thymusdrüse, Bauchspeicheldrüse, Nebennieren, Keimdrüsen).

Komplementärfarbe: Ist die Farbe, die das Auge beim Anschauen einer Farbe selbst bildet und als farbigen Schatten auf weißem Hintergrund sichtbar werden läßt. Beispiel: Ein roter Farbfleck auf weißem Papier produziert nach einigen Sekunden des Anschauens beim Schwenk der Augen auf die rein weiße Fläche einen türkisen Farbschatten der gleichen Form. Bei den Farben des Lichts gleichen komplementäre Farben einander aus und ergeben Weiß. So wird z. B. blaues und oranges Licht zusammen zu weißem. Siehe auch Abbildung des Komplementärfarben-Hexagramms, wo sich die komplementären Farben genau gegenüberliegen: Rot–Türkis, Orange–Blau, Gelb–Violett, Grün–Magenta.

Limbisches System: Gehirnbereich, in dem unsere Gefühle, unser Affekt- und Triebverhalten geregelt und andererseits Gefühle in Nervenreize umgewandelt werden, die zu einer Hormonausschüttung führen (Neurosekretion).

Lymphe: In Lymphgefäßen abfließendes Gewebswasser, das Gift- und Schlackenstoffe abtransportiert.

Molekulare Schwingung: Jedes Molekül sendet eine elektro-magnetische Schwingung aus, wobei die Wellenlänge der Schwingung – die Intensität – von dem Niveau der energetischen Anregung des Moleküls bestimmt wird. Wasserdampf-Moleküle haben zum Beispiel eine sehr viel intensivere Schwingung als Moleküle von Eiswasser.

Neurosekretion: Hormonbildung von Nervengewebe.

Thymusdrüse: Hormondrüse, auf den Herzen gelegen, produziert Abwehrhormone und Abwehrzellen (»Freßzellen«).
Vegetatives oder Eingeweidenervensystem: Nervengewebe der inneren Organe; das Zentrum ist das Sonnengeflecht hinter dem Magen.
Wasser- und Mineralhaushalt: Regulierung des Wasser- und Mineralstoff-Bedarfs des Körpers; der Wasserhaushalt und der Mineralhaushalt bedingen einander: das Mineral Kochsalz zieht zum Beispiel Wasser an und bindet es im Körper bei Mensch, Tier und Pflanze.
Zentrales Nervensystem: Nervengewebe des Gehirns, des Rückenmarks und davon abzweigender Nerven; Grundlage unseres Bewußtseins.

Bücher, die weiterhelfen

Gimbel, Theo, *Heilen mit Farben*, Aarau Schweiz, 1994, AT-Verlag
Gümbel, Dr. Dietrich, *Aromatische Pflanzenpflege,* München 1993
Gümbel, Dr. Dietrich, *Ganzheitliche Therapie mit Heilkräuter-Essenzen,* Heidelberg 1993, 4., erw. Auflage
Henglein, Martin, *Die heilende Kraft der Wohlgerüche und Essenzen,* München 1985
Mallasz, Gitta, *Die Antwort der Engel,* Zürich 1989
Sheldrake, Rupert, *Das schöpferische Universum. Die Theorie des morphogenetischen Feldes,* München 1985

Adressen, die weiterhelfen

Information und Anmeldung zu Seminaren für Beschäftigte in Naturheilberufen und für Laien:
Vertrieb für Deutschland: Heilkräuter-Essenz-Therapie Dr. Gümbel, Dr. A.-Schweitzer-Str. 10, F-68140 Gunsbach/Elsaß.
Vertrieb für Schweiz: GENTRADE AG, Stählibuck, CH-8500 Frauenfeld.
Präparatebezug: Über diese beiden Adressen können auch Heilkräuter-Essenzen als Fertigpräparate oder Präparate zum Selbermischen – zollfrei – bezogen werden oder über **Apotheken, Reformhäuser und Naturkostläden**.
Die Präparate gibt es in folgenden Flaschengrößen:
- Duft-Essenzen, naturbelassen für die Aromalampe in 20-Milliliter-Fläschchen.

Aromalampen, Keramik mit Dekor, elektrisch. Farbe: türkis.
- Therapie-Essenzen aus wildwachsenden Pflanzen oder Pflanzen aus biologischem Anbau in 10-Milliliter-Fläschchen.
- Dermaromen in 100-Milliliter-Flaschen
- Aquaromen in 50-Milliliter-Flaschen
- Phyto-Neutral-Gesichtsöl in 30-Milliliter-Fläschchen
- Phyto-Neutral-Körperöl in 200-Milliliter-Flaschen
- Bio-Neutral-Ölbad in 200-Milliliter-Flaschen
- Phyto-Neutral-Lotion in 200-Milliliter-Flaschen.

Einjährige Ausbildung zur Kosmetikerin mit Heilkräuter-Essenz-Therapie:
Bio-Kosmetikschule Dr. Gümbel, Inhaber: Renate Teuber-Tschischak, Schulstraße 10, D-78462 Konstanz/Bodensee.

Sachregister

Abbaustoffwechsel (Androgen-Wirkung) 12, 13
Abwehrkräfte stärken 38, 72, 80
Alkohol-Wasser-Mischung 29
Allergien 67, 68
Androgen-Wirkung → Abbaustoffwechsel
Anwendung, äußerliche 28, 29
Anwendung, innerliche 28, 29, 30, 47
Aphrodisiakum 60, 78
Aquarom 26, 30
Aroma-Lampe 28, 29
Aromamoleküle 26
Atemwege stärken 11, 18, 20, 30, 46, 48, 50, 72, 80
ätherische Öldrogen 25
ätherische Öle 6, 7, 8
Aufbaustoffwechsel (Östrogen-Wirkung) 12, 13

Badarom 29, 31
Bewußtsein, ganzheitliches 22, 24
Blattöl 9, 14, 20, 25, 33
Blüten-Augenwasser 30
Blütenöle 14, 22, 24, 33

Darm-Flora 16
depressive Verstimmung 38, 39
Dermarom 28, 31
Destillationswasser, aromatisiertes 30
Drüsenhaare 25
Duft-Lotionen 29
Duftleib, feinstofflicher 8
Duftleuchten 29
Duftöle 25
Duftstoffe 8, 10
Duftwasser 29, 31
Durchblutung von Haut und Organen 20, 54, 63, 71, 72
Durchblutungsstörungen 63, 71, 72

Eingeweidenervensystem 10
Entgiftung des Körpers 71
Entgiftung des pflanzlichen Organismus 19
Entschlackung 9
Entspannung der Atemmuskulatur 50
Entzündungen 71, 72, 74, 76
Erkältungen 47, 50, 59
Erschöpfungszustände 63, 67, 68

Essenz, Duftwirkung 32
Essenz, Heilwirkung 32
Essenzen, aktivierende 27
Essenzen, beruhigende 27
Eukalyptus 48
Eukalyptus-Essenz 47
Eukalyptusöl (Oleum eucalypti globuli) 21, 46, 50

Farben 104
Fertig-Präparate 28
Frucht-Öle 24

Gefäßerweiterungen 55
Gefühle 11
Gefühlsleben 10, 13
Gefühlswelt 21
Gehirn-Funktionen, Förderung der 10, 13, 22, 39
Gelenkerkrankungen 67, 68
Gemüt 10
Gemüts-Verfassung 19
Geruchstheorie 10
Geschlechtshormone 12, 13
Geschlechtsorgane 17
geschwollene Gliedmaßen 59
Gesundheitsvorsorge 30
Gewebswasser-Zirkulation 9
Giftstoffe, Abtransport der 19
Gleichgewicht, seelisches 21

Hämorrhoiden 63, 78, 80
Haut 28, 46, 47, 55, 67, 68, 72
Heilkräuter-Essenz-Lampe 30
Heilkräuter-Essenzen 6, 8, 9, 10, 12, 27
–, Gewinnung der 24
Herz-Kreislauf-System 11, 19, 87
Holz-Öle 24
Homöopathie 24
Hormone 9, 10, 11, 12, 13, 84

Indische Narde (Nardostachys jatamansi) 84, 85
Indische Narden-Essenz 84
Indisches Nardenöl 6
Individualität 22
Infektionen 59, 71, 72
Insektenstiche 67, 68
Intuition 10

Jojobaöl 28

Kiefernadel 30

Kiefernadel-Essenz 44
Kiefernadelöl 21, 46
Kohlendioxid 18
Kopf, Blütenbereich des Menschen 14
Kopfschmerzen 42, 59
Körperöl 32
Komplementärfarben 92
Krampfadern 55, 63
Krämpfe im Unterleib74, 76
krampflösende Wirkung 42
Kreislauf anregen 38
Kreislauforgane stärken 20

Lavendel 30
Lavendel, Echter (Lavandula officinalis) 64
Lavendel-Essenz 64
Lavendelöl (Oleum lavendulae officinalis) 6, 66
Lemongras (Cymbopogon citratus) 51
Lemongras-Essenz 51, 52
Lemongras-Tee 54
Lemongrasöl (Oleum andropogonis citrati indicum occidentale) 54
Lemongraswasser 52
Lunge 18, 20, 46, 47
Lymphflüssigkeit, Reinigung der 20
Lymphwasser-Zirkulation 9

Magen-Darm-Bereich 59, 67, 68, 70, 71, 72, 74, 76, 82, 84
Menstruationsstörungen 72, 82, 84
Mineralhaushalt der Pflanze 19
Mineralhaushalt des Körpers 20
Mundpflege-Wasser 30
Mundschleimhäute 30
Mutlosigkeit 39

Nährstoffaufnahme 17
Nährstoffe 16, 17
–, Versorgung mit 19
Nährstoff Zucker 18
Nahrungsaufnahme 16, 17
Nardenöl, Indisches (Oleum jatamansi) 6, 85
Nebenhöhlen-Entzündung 50
Nervenschwäche 63, 67, 68, 87
Nervensystem 11
Nervensystem, Zentrales 10
nervöse Störungen 42
Niedriger Blutdruck 39

Oberkörper, Blattbereich des Menschen 14, 24
Östrogen-Wirkung → Aufbaustoffwechsel
Ohrenschmerzen 45
Orange 30
Orangenschalenöl (Oleum aurantii dulcis, foliculi) 22, 42, 43
Orangenschalen-Essenz 24, 39, 40, 42
Organbereiche 14
Organfunktionen 18
Organismus Mensch 11, 12
Organismus Pflanze 16
Östrogene → Hormone
Osteoporose 84

Pfefferminz-Essenz 55, 56
Pfefferminze (Mentha piperita) 30, 55
Pfefferminzöl (Oleum menthae piperitae) 9, 21, 56
Photosynthese 8, 18
Phyto-Neutral-Gesichtsöl 31
Phyto-Neutral-Körperöl 31
Phyto-Neutral-Lotion 29
Phyto-Neutral-Lotion 31
Phyto-Neutral-Ölbad 31
Pomeranze → Orangeschalen-Essenz
Provence-Salbei 73

Regeneration 16, 17, 19, 20,
rheumatische Beschwerden 50, 63, 67, 68
Rose 22, 30
Rosenöl 25
Rosmarin (Rosmarinus officinalis L.) 30
Rosmarin-Essenz 32, 60, 63
Rosmarinöl (Oleum rosmarini var. bornylacetat-verbanon) 60, 62, 63

Säfte-Kreislauf im Menschen 19
Säfte-Kreislauf in der Pflanze 19
Salbei (Salvia officinalis) 30, 72, 73
Salbei-Essenz 72, 73
Salbeiöl (Oleum salviae officinalis) 72, 73
Samen-Öle 24
Sandelholz (Santalum album) 13, 77, 79
Sandelholz-Essenz 32, 77
Sandelholzöl (Oleum santali indicum orientale) 17, 77, 78

Sauerstoff, Umwandlung von 18
Schöpfungsebenen 101
seelisches Gleichgewicht 21
Selbstwertgefühl, mangelndes 38
Sinnesorgane, Anregung der 21, 22
Sonnenlicht 18, 21
Sonnenschutzöl 31, 39, 44
Sonnenstrahlung, Einfluß von 19
Spannungszustand, innerer 11
Sproß-Öle 24
Stoffwechsel 10, 17
Stoffwechselkräfte 23

Thymian (Thymus vulgaris) 12, 30, 31, 68
Thymian-Essenz 68, 70
Thymianöl (Oleum thymi vulgaris) 6, 70
Thymusdrüse 20
Traubenzucker 18

Übelkeit 59
Unausgeglichenheit, allgemeine 87
Unterleib, Lebensbasis des Menschen 14, 20, 24

Vegetatives Nervensystem 22, 92
Vetiver-Gras (Vetiver zizanoides) 80
Vetiverwurzel-Essenz 80
Vetiverwurzelöl (Oleum vetiverae) 17, 81

Wachstum 16, 17, 22
Wasseransammlungen im Gewebe (Ödeme) 9, 59, 80
Wasserdampf-Destillation 25, 30, 44
Wasserdampföl 26
Wasserhaushalt der Pflanze 19
Wasserhaushalt des Körpers 20
Wechseljahr-Beschwerden 76
Wirkstoffe, hormonelle 9
Wirkung, stärkende 33, 34
Wurzel, Lebensbasis der Pflanze 14
Wurzel-Flora 16
Wurzelöle 14, 17, 24, 33

Zellen, Ausscheidung von 12
Zentrales Nervensystem 10
Zitrone (Citrus limon (L.) 12
Zitronengras → Lemongras
Zitronenschalen-Essenz 23, 24, 32, 36
Zitronenschalen-Öl (Oleum citri foliculi) 22, 38
Zucker, Aufbereitung von 18
Zuckerbildung 18, 20

Ganzheitliche Therapie mit Heilkräuter-Essenzen

Ein ganzheitsmedizinisches Therapiekonzept

Von Dr. rer. nat Dietrich Gümbel

4., erweiterte Auflage, 1993
284 Seiten, 48 Abb., 3 Tabellen, kart.
ISBN 3-7760-1341-9

Die Ökologie im Menschen ist ein Ausdruck des Ineinanderwirkens von Geist (Bewußtsein, Denken) und Biologie. Diese beiden Welten, deren Gegensätzlichkeit zunächst für unüberwindbar gehalten wurde, haben in der Psychosomatik ihre wissenschaftliche Definition gefunden.
Mit Hilfe des physiologischen Vergleiches zweier so unterschiedlicher Organismen wie Pflanze und Mensch kam der Autor zu dem Ergebnis, daß es im Stoffwechsel Entsprechungen gibt zwischen Blüte, Sproß und Wurzel zu den drei Schichten der menschlichen Haut und den drei Körperabschnitten.
Durch diese Beziehung und jene, die dem Stoffwechselgeschehen zwischen Mensch und Pflanze entsprechen, findet der Autor die Wirkungsprinzipien der Heilkräuter-Essenzen und damit die Möglichkeit einer ganzheitlichen Hauttherapie.
Dieses Werk ist für Fortgeschrittene und Therapeuten konzipiert.

HAUG

Karl F. Haug Verlag · Heidelberg